U0925045

女人30+

养气血、调脾胃、防衰老

韩学杰 著

江苏凤凰科学技术出版社
国家一级出版社 全国百佳图书出版单位
·南京·

图书在版编目（CIP）数据

女人30+，养气血、调脾胃、防衰老 / 韩学杰著. --
南京：江苏凤凰科学技术出版社, 2018.11（2023.7 重印）
ISBN 978-7-5537-9333-7

Ⅰ. ①女… Ⅱ. ①韩… Ⅲ. ①女性–养生(中医)
Ⅳ. ①R212

中国版本图书馆CIP数据核字(2018)第126832号

女人30+，养气血、调脾胃、防衰老

著　　者	韩学杰
责任编辑	沙玲玲　钱新艳
助理编辑	汪玲娟
责任校对	仲　敏
责任监制	刘文洋
出版发行	凤凰出版传媒股份有限公司
出版社地址	南京市湖南路 1 号 A 楼，邮编：210009
出版社网址	http://www.pspress.cn
印　　刷	南京海兴印务有限公司
开　　本	718mm × 1 000mm　1/16
印　　张	18.25
版　　次	2018 年 11 月第 1 版
印　　次	2023 年 7 月第 11 次印刷
标准书号	ISBN 978-7-5537-9333-7
定　　价	42.00 元

目录

04
Chapter

05
Chapter

防衰老，会保养的女人不易老 · 219

小食小方胜小药——韩学杰食疗验方精选 · 251

序 | 会养生的女人命最好

有句话很值得思考，“会养生的女人老样子，不养生的女人样子老”。

其实仔细琢磨一下，这句话还是挺有道理的。会养生的女人，注重身体内外健康的平衡，衰老的速度就会很慢，所以看上去总是“老样子”；而不懂养生的女人，身体健康的平衡被打破，皮肤衰老气色差，所以就逐渐成为“样子老”。

说到养生，相信也有一些女性朋友不以为意，觉得自己只要平时注意休息，多用一些高级的化妆品就能拥有好的气色和面容。其实并不是这样，女人的好气色和出众的面容并不是靠脂粉堆砌出来的，而是由内而外长期保养的结果。

古语中常常形容漂亮的女子“面如桃花”，其实说的就是女子的肤色像桃花一样粉嫩光润，这并不是胭脂水粉的功劳，而是体内气血充盈的外在表现。

为什么气血这么重要呢？气血畅通，我们身体内通过食物吸收的营养精微才能惠及身体各处，不仅皮肤好、气色好，更为重要的是，自己的精神状态和免疫力都能得到提升，疾病见到这样的女人也就会悄悄地“绕道而行”了。

如果气血不畅通或有所亏虚，女人不仅气色差，更要命的是，各种疾病很容易趁机找上门。在临床中，我经常遇到气血不畅的女性，特别是气滞血瘀、气血两虚这些症状，实际上女人月经不调、身材走样、精神疲惫、失眠多梦等情况都和气血失调有一定的关系。

所以，我们常说，女人养生先养气血，一定要让自己的气血畅通、充盈。

除了气血之外，女人过了 30 岁，养生还要特别注重五脏的保养，这其中最为重要的是脾胃。脾胃是水谷运化之源，也是人的后天之本。脾胃好，我们吃进身体的食物才能够充分转化成营养精微，维持身体的健康；脾胃出了问题，你吃得再好，也无法吸收食物的营养，健康一定受影响。

脾胃差也会影响女人的形象。有的女人还不到 30 岁就变成了“黄脸婆”，为什么会这样？那是因为脾虚了。中医上讲“脾主土，在色为黄”，脾虚了，女人的脸色就会发黄，头发也会发黄变枯，而且我发现，脾虚的女人衰老的速度是非常快的。

女人过了 30 岁，胃的能力也在变弱，有的女性朋友说自己没有20多岁的时候“能吃”了，而且吃的稍微不对付，就会不舒服，这其实都说明了女人脾胃功能的下降。如果这个时候不懂得去“疼一疼”你的胃，胃疼早晚会找上你。

维护好女人的后天之本——脾胃，它不单单是帮助我们消化食物那么简单，其实还关系到女人身体内外健康的方方面面。

除了养气血和调脾胃，30 岁之后的女人还要注意帮助身体排毒和保养子宫和卵巢。我们中医所说的毒是指身体里的湿毒、寒毒、热毒等，当然也包括日常生活中饮食不节所吃进身体里的毒素。子宫健康可以说是女人美丽的源泉，妇科不好，各种烦恼都会出现，比如女人常见的卵巢早衰、宫寒、不孕症、乳腺疾病等。

中医讲“上工治未病”，是指在疾病来临之前就提前预防和化解疾病，其实这一点同样适用于女性养生。通过上面的介绍，我们在了解了女人养生的几个重点之后，就可以有所侧重地通过日常的饮食调养、穴位按摩和情志调养来帮助自己由内而外地改善身体，让自己永远保持年轻的状态，提前避免疾病的发生。

在这本书里，我将会把自己多年来积累的养生经验和养生方法分享给各位女性朋友。无论你现在是 30 多岁还是 40 多岁，抑或是 50 岁以上，阅读这本书都能让你学会一些实用的、好用的养生方法。

当然，除了多了解中医养生的思想和学习女性保养的方法之外，最重要的是，每个女人真正地把学到的知识落实到日常养生之中。

健康是“1”，金钱、事业、名望等都是 1 后面的那个“0”，若没有前面的“1”，后面的“0”再多也是毫无意义的。会养生的女人才能让健康常伴，健康的女人才能爱己爱人，所以我坚信会养生的女人最幸福、最快乐。

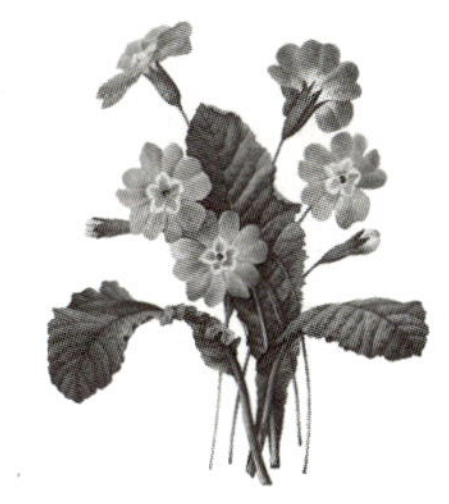

01

Chapter

过了 30 岁，女人就要小心了

女人 30 岁之后，健康状况开始每况愈下。这种衰退是非常缓慢的，大家可能感觉不到。可是，等到我们有感觉的时候，也就意味着疾病和衰老已经悄悄地朝我们走来。

知己知彼，百战不殆。女人要想真正会养生，先要了解自己身体的变化，只有这样，我们才能更有侧重地进行学习和保养身体。

从天到人，细说女性养生

说到养生，特别是女性养生，我就有千言万语想和广大的女性朋友们分享。养生这个话题，大多数国人都更倾向于相信中医，这是由于中医的基本理论更加人性化一些，其中最主要的有三点：整体观念、“辨证论治”和“天人合一”。

在这一节里，我将和广大的读者朋友们好好地探讨一下“天人合一”对于女性养生的作用。“天”是指大自然中天、地、环境因素；“人”是指身体；“合一”是指身体能够适应大自然变化的规律，两者之间达到一定的平衡状态，就可以拥有健康。

“天人合一”的理论听起来很高深，用简单的话来解释，就是每个人在生活中，需要慢慢和周围的环境相磨合，这就更加提倡后天的养护作用。每个人先天的状态是无法改变的，但只要在原有的基础上因时、因地、因人地顺应规律的发展，就能达到养生的效果。

我参加过一个女性养生协会，并作为协会的主要理事人员，经常和一些公司女性高管在一起探讨养生的话题。这些女性个个都是女强人，在身份、金钱、地位上获得了一定的成功。但是由于年轻的时候过度打拼，到了中年，特别是生完孩子以后，各种各样的问题就来了。于是就组织了这么一个协会，邀请一些医学方面的专家带领大家一起进行养生保健的活动。

其中有一个女性朋友，给我的印象很深刻。记得她刚来找我的时候，总是向我咨询一些养生方面的知识，熟悉了之后，她就打开了话匣子。原来她一直都有失眠的毛病，夏天还好一些，特别是到了冬天，晚上睡觉的时候总觉得口干舌燥的，胸口好像有块大石头堵着。去医院检查后，没有发现什么毛病，也用了不少在协会中学习的养生方法，总是没有效果。

我通过详细问询和了解，才找到问题所在，原来这位女性朋友是重庆人，在饮食上嗜辛辣。重庆属于巴蜀之地，山陵地带，气候湿润，所以当地人喜欢吃一些辛辣之物来祛湿。

但是到了北方，生活的气候和环境发生了明显的变化，由原来的湿润变成了干燥。特别是在北京，大冬天的时候屋内还有暖气，睡觉的时候就像被放在火炉中烘烤一般。再加上这位女性朋友的饮食习惯并没有因为生活的气候和环境变化而发生必要的转变，依旧我行我素，每顿无辣不欢。所以到了晚上就寝的时候，机体在干燥的气候环境下就出现了不适应的反应，中医讲“胃不和则卧不安”，在这种状态下想要睡得安稳就难上加难了。

找到原因之后，我给她制订了一个新的养生方案，通过在家里使用加湿器，睡前吃一碗藕粉，忌食辛辣等方法，经过一段时间的调理，再次见到她的时候，她激动不已地告诉我，睡眠问题基本解决了。

加湿器的功能是为了增添室内的空气湿度，因为这位女性是重庆人，人为地营造一种潮湿的氛围，这样就使她回归原有已适应的环境之中。藕粉本身就具有滋阴生津的功效，对于燥邪引起的各种不适症状都有作用，并且藕还有另外一个名称——睡莲，这就和我们用藕粉治疗失眠不谋而合，因为藕节在池塘里生长的形态就像人体卧着睡觉一样，这是中医中典型的“以形补形”疗法。

其实这只是一个小例子，但是也体现了中医中“天人合一”的观念——我们要根据地理位置的变化而发生相应的转变。我们平时在制订养生方案的时候，也要把周围的环境考虑周到，这样才能起到事半功倍的效果。

女七男八，女性 28 岁身体在巅峰状态

“女七男八”是我们中医学界一个基本概念，源自《黄帝内经》，说的是男女的成长周期。女性的生命周期数是七年，7 岁、14 岁、21 岁、28 岁……每七年，身体会出现一次大的变化。然而，男性的成长周期是八年，也就是每八年为一个成长阶段。这个理论的意义在于，我们在养护身体的时候，可以根据不同年龄的身体变化，根据身体生长的自然规律，有针对性地调养。

《黄帝内经》中的原话是这样说的：“女子，七岁肾气盛，齿更发长；二七而天癸至，任脉通，太冲脉盛，月事以时下，故有子；三七，肾气平均，故真牙生而长极；四七，筋骨坚，发长极，身体盛壮。”

意思是说，小女孩七岁的时候，肾气开始比较旺盛，这时候她们会换牙，头发也长得更快；十四岁的时候，任脉通，太冲脉盛，开始有了月经，能够怀孕生育；二十一岁时，肾气平衡、平稳了，

发育基本上完成了；二十八岁时，筋骨最强健，头发长齐了，生理状况达到顶峰状态。

也就是说，女性 28 岁的时候，身体素质到了一生的巅峰状态，最健康，而且这一时期，女性的生殖系统、内分泌系统都是最为和谐的阶段，精力也较为旺盛，所以这个年龄是生育孩子的黄金时期。

但是，大家应该知道一个道理，“盛极必衰”，到了顶峰之后，接下来就会走下坡路了。所以从 28 岁以后，女性的健康状况开始每况愈下。当然，一开始这种衰退是非常缓慢的，大家可能感觉不到，等到我们有感觉的时候，离疾病和衰老也就不远了。

所以，女性从 28 岁开始，就要注意保养身体了。作为青春的分水岭，28 岁对女人来说有着里程碑式的意义，我们这一生以后的健康和美丽，很大程度上取决于你是否从这时候就开始保养和护理身体。

举个小例子，比如，我在年轻的时候其实不是太喜欢豆浆的味道，28 岁之前喝牛奶比较多，但 28 岁之后，我就自觉坚持喝豆浆了。直到今天，这个习惯一直伴随着我，豆浆对个人身体的滋养效果是非常明显的。

关于女人要从 28 岁开始保养的道理，我经常会讲给身边的女孩子听，劝她们在风华正茂的时候就开始保养。有些人听进去了，有些人觉得自己身体好得很，不以为然。时间长了，差别就慢慢地显现出来了。身体是非常公平的，你怎样对待它，它就会给你怎样的回应。

一般来说，中老年人的养生保健意识都是很强的，可是那时候其实已经有点晚了。保养这件工作，做得越早越好，这也就是为什么我一再强调女性朋友要早点有保养意识。

人要顺应天时，对于身体的自然变化，我们得顺势而为。四七之后我们的身体状态就在一天天地衰弱了，假如我们没有保养的意识，肆无忌惮地使用身体，那我们就会衰老得更快。我相信这不是任何一个女人想要看到的。我已经看到过太多女性在尝到苦果的时候后悔莫及，真的不希望正在看这本书的你是其中之一。

女人30岁，你的身体有了哪些变化？

30岁对于女性朋友来说是个坎，很多家长都会以30岁为界限，将姑娘的婚嫁问题分为两个阶段。如果到了30岁，闺女还没有找对象，家长肯定就开始着急了。为什么这个界限定格在30岁？那是因为女性朋友一到30岁，身体就有了一些微妙的变化。

有一个现象是所有女性都无法避免的，那就是皮肤问题。女性朋友的皮肤会随着年龄的增长，由原来的光泽细滑逐渐变得越来越粗糙，虽然可以使用一些保健品或化妆品延缓这个过程，但是总体的趋势是不变的。

“黄脸婆”这个词也是由此而来的，特别是脸部的皮肤变化比较明显，30岁之前的皮肤白里透红，晶莹剔透，30岁之后脸部皮肤很容易就会出现斑点，俗称“色斑”，呈暗褐色。

除了皮肤之外还有个难以启齿的变化——多尿。这个变化在临床上经常碰到，我在出门诊的时候，经常有 30 多岁的女性朋友来找我看病，别的什么毛病都没有，就是老想上厕所。总感觉有尿意，每次尿量并不多，总是老往厕所跑。做了各种各样的检查，尿常规、尿培养、B 超等都没有问题，可以排除泌尿系统感染。

这种变化和女人 30 岁之后肾气削弱密切相关，因为肾气有固摄的作用，影响膀胱的气化开阖，肾气虚弱，膀胱气机失调，就出现多尿的症状。

还有一个变化就是容易疲惫，精神状态也十分萎靡，一方面是因为现在女性朋友的生活和工作压力太大，有些女性朋友为了打拼事业，对自己的身体健康不注意；另外一方面是因为女性到了 30 岁之后，先天秉持的一些精气神都消耗得差不多了，如果后天还不知道保养，就会出现脾虚和气血不足的情况。

脾气虚衰则神疲困倦，气血不足则耗伤女性根本。女性以血为本，气血同源，血亏血少则气机失调，从而影响脏腑的功能，脏腑虚衰反映于外就是精神的倦怠，整天打不起精神，少气懒言，整个人看起来没有活力。

最后一点对于女性朋友是最重要的，就是女性性征的改变，乳房表现得尤其明显。乳房中的脂肪细胞和腺体，从 30 岁开始就慢慢地萎缩，造成乳房松软。在临床上经常会听见患者朋友埋怨："韩大夫，这两年来，感觉乳房越来越小了，原来的胸罩都感觉大了，是我减肥减的吗？"

其实并不是减肥的原因造成的，是女性自身身体发生的微妙变化，随着佩戴胸罩的型号不合适，进一步加剧了乳房的下垂，这就是个恶性循环。

既然 30 岁之后，女性的变化如此之大，有没有什么办法能够延缓这个过程，这就要靠我们老祖宗传承下来的聪明才智了。各位女性朋友别着急，我们接着往下看。

35 岁，阳明脉开始衰微

女子以七年为一个周期轮回，而男子的周期要比女子多一年，所以女性朋友要比男性朋友成熟得更早，衰老得更快。

女性过了 35 岁就会出现衰老迹象，身体就开始走下坡路了。“女子，七岁肾气盛，齿更发长……五七阳明脉衰，面始焦，发始堕”，《素问》已经明确提出了女性的衰老是从“阳明脉”开始的，“阳明脉”是指足阳明胃经。

足阳明胃经的循行起于鼻翼两旁，沿着鼻外侧缘上行，左右两侧交会于鼻根部，旁行入目内眦……从循行的部位上就可以看出足阳明胃经走颜面部和额头，所以女性朋友过了 35 岁就会出现鱼尾纹和抬头纹等，同时面色开始变得憔悴。

在 35 岁之前，女性朋友阳气还比较充足，阳气相当于人体的正气，即使身体有一些问题，但机体的代偿功能不会出现什么不适的症状。可是过了 35 岁，女性朋友的衰老规律就开始显现

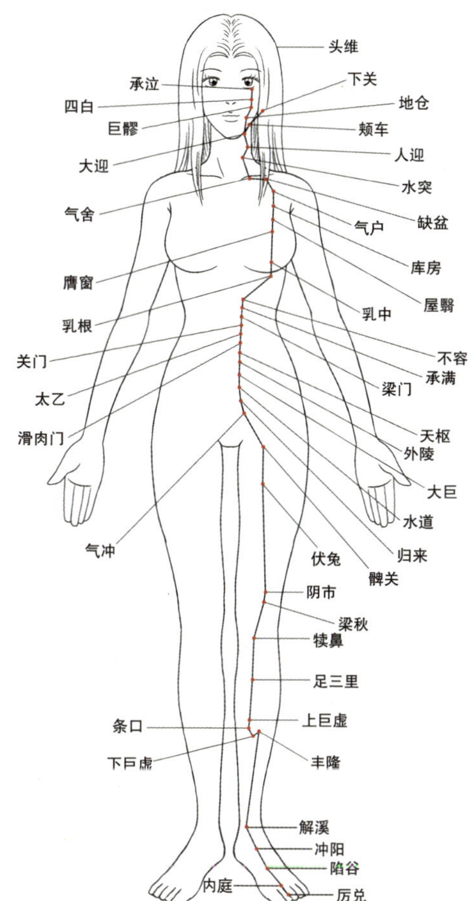

出来，原本充足的阳气逐渐衰弱，很多问题就接踵而来。

特别是现在生活成本提升导致女性朋友工作压力大，使这种情况发生的概率越来越高。女性朋友最常见的一个疾病就是“乳腺癌”。大多数癌症都是老年人多发，但是乳腺癌最容易发生的年龄恰恰就在 35 岁左右，这也和中医所说的“五七阳明脉衰”不谋而合。

记得有一次我去一个学术会议上作报告，底下有一位西医的乳腺科医生就向我提问："我发现了一个问题，在乳腺科里住院的患者朋友很多都是 35 岁左右的患者，为什么乳腺癌在这个时间段里高发呢？"

我笑了笑，就按中医的理论和她详细解释，因为女性在 35 岁的时候阳明脉衰微，阳气不足，而乳腺癌细胞是存在于每个女性朋友身上的。只是在 35 岁之前，癌细胞在人体阳气的保护下一直停滞在幼稚阶段，没有任何的活性。35 岁之后，有些女性朋友平时不注重保养，阳气一下衰弱下来，机体的癌细胞就逐渐活跃起来，不断地滋生泛滥，就导致了乳腺癌的出现。

所以女性的养生宜早不宜迟，别等到 35 岁机体出现不适的时候才开始，这时候已经有些晚了。

既然说到乳腺癌，那么这里要送给大家一些有效的预防方法，"治未病"才是我们中医养生推崇的。

胸部按摩

乳腺癌在中医中被称为"乳岩"，因为乳腺癌形成的包块固定不移，坚硬如石头，其中的病因、病机统统都归为"瘀滞"，所以用按摩胸部来进行预防，能起到疏通经络、活血化瘀的作用。

西医乳腺检查里以乳头为中心，进行十字切割，将乳房分为四个象限，胸部按摩也是围绕这四个象限展开的。因为乳房为女性朋友的隐私部位，一般采用的是自我按摩，我们可以用双手的四指轻轻地按压在乳房的外上象限上，以无触痛为宜。然后按照外上、外下、内下、内上的顺序，双手轻轻地做画圈运动，运动的频率不要太快，以每分钟 20 圈为宜，每次按摩 5 ~ 8 分钟，以皮肤出现轻微的红晕为佳。

补充维生素 D

现代研究表明，维生素 D 在预防治疗乳腺癌方面有很好的疗效，因为它能够抑制乳腺癌细胞的增长趋势。癌细胞的无序增长需要大量的血管以保证血液、氧气及营养的供应，而维生素 D 可以对癌细胞周围血管的生成起到抑制作用，并且对癌细胞的转移有一定的阻断作用，诱导癌细胞凋亡。

补充维生素 D 其实根本不需要进行额外的饮食摄入，最好的方法就是适量地晒太阳，现在女性大多数爱美，怕紫外线把皮肤晒黑了，都拒绝直接接触阳光。殊不知维生素 D 从食物中摄取吸收的非常少，主要是靠通过皮肤进行合成，皮肤表层和真皮层之间有一种特殊的物质——7- 脱氢胆固醇，在紫外线的照射下可以合成维生素 D，适量地晒太阳对女性而言非常重要。

疏肝理气代茶饮

肝经的循行经过胸部，在胁肋部也有分布，肝气瘀滞，气滞胸胁也可以导致乳腺癌的产生。在临床中，有很多案例都表明，乳腺癌的出现和不良情绪密切相关，所以疏肝理气是预防治疗乳腺癌的治则、治法。

介绍一款疏肝理气代茶饮给大家，用薄荷 5 克、佛手 10 克、玫瑰花 5 克，沸水冲泡 5 分钟，加入少量冰糖即可饮用。此代茶饮喝完之后清新凉爽，有疏通肝经、调理气息的功效，对于乳房胀痛有很好的疗效，可以预防乳腺癌。

49 岁，太冲脉和任脉开始衰弱

为什么说女性 49 岁时，太冲脉和任脉就开始衰弱？《素问·上古天真论》中有一段话：“女子，七岁肾气盛，齿更发长……七七任脉虚，太冲脉衰少，天癸竭，地道不通，故形坏而无子也。”

其实这是古人对于女性生理规律的探索，说的就是在 49 岁左右，女性朋友就开始绝经，生殖器官就开始萎缩，失去怀孕和生育的能力，体内的激素水平开始下降，出现一些身体和情绪上的变化，现代人给这个时间段取了一个生动的名字——更年期。

一说到更年期，广大的读者朋友肯定非常熟悉，一般以女性朋友多见，给人的直接印象就是更年期的女性是极其难缠和不讲道理的。其实这是由女性的身体条件决定的，在中医基础理论里，女子以阴为主，又依靠阳气的温煦濡养，才生机勃勃，楚楚动人。

其中有两条非常重要的脉络，一条是任脉，一条是太冲脉。太冲脉在中医中又称为“十二经脉之海”，能够调节人体十二经

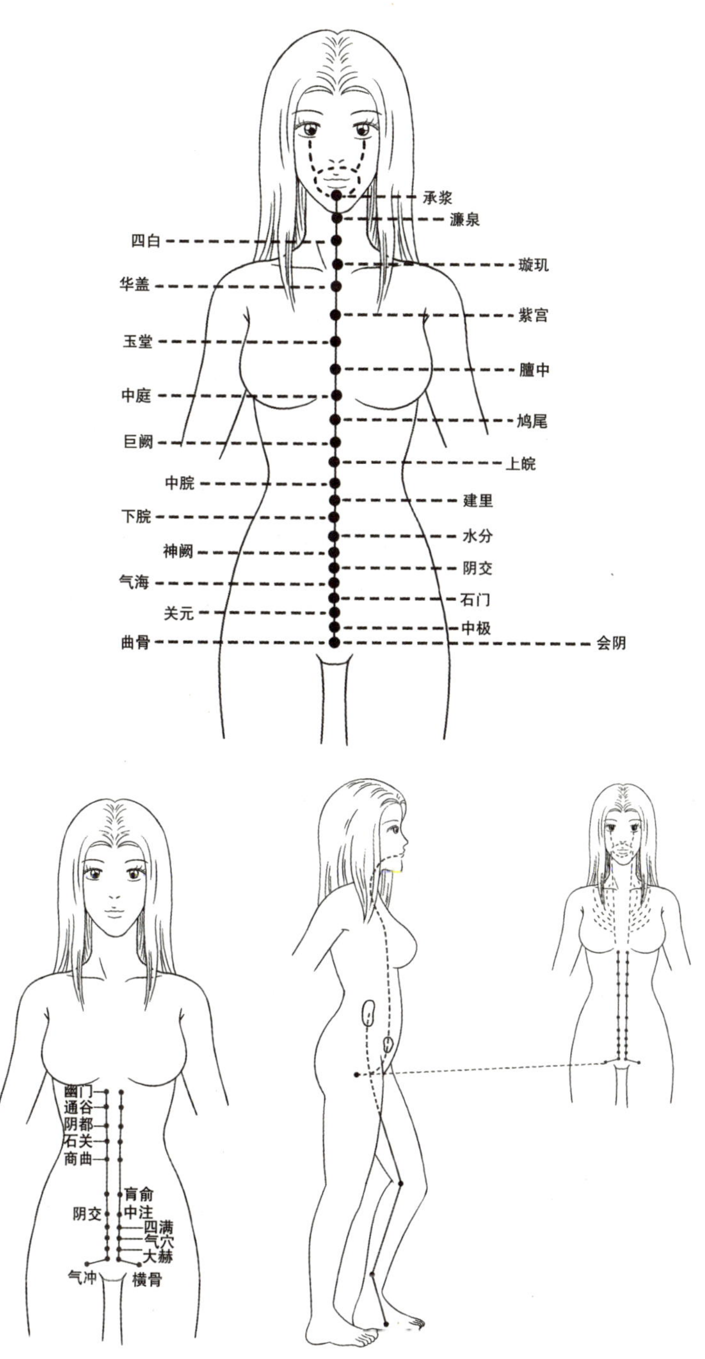
承浆
廉泉
四白
璇玑
华盖
紫宫
玉堂
膻中
中庭
鸠尾
巨阙
上脘
中脘
建里
下脘
水分
神阙
阴交
气海
石门
关元
中极
曲骨
会阴
幽门
通谷
阴都
石关
商曲
肓俞
阴交
中注
四满
气穴
大赫
气冲
横骨

脉的气血，维持生殖机能的正常运行，又和任脉关系密切，冲、任二脉气血充足，女子月经周期才能正常，故又称为“血海”。

女子和男子的区别主要就在于男子以精为重，女子以血为重，所以男子以足少阴肾经为主，而女性的生理健康关键就在冲、任二脉上了。当女性过了 49 岁，冲、任二脉开始衰弱，首先体现在月经和生殖功能上。

生殖机能的改变，随之而来的就是各种对女性朋友身体的影响，出现各种更年期的症状，潮热盗汗、失眠多梦、脾气暴躁等问题就接踵而至。

其实 49 岁这个年龄的界限是古人在几千年前提出来的，我觉得放到今天已经有些不合适了，因为现代人的生活环境已经和古代有了翻天覆地的变化，特别是现在生活压力巨大，对女性朋友也是一种摧残，所以很多女性已经提前出现这种情况了。例如在临床上，我发现 40 岁刚过的女性就出现了更年期的一些症状，这其实已经是一个普遍存在的社会问题了。

用一句话说就是，现代的女性已经在 49 岁之前就会出现冲、任二脉衰弱的情况，早衰的病患越来越多。如果说 49 岁是正常女性朋友衰老的年龄，那么怎么才能将这年龄延迟呢？这就一定要学会养生，特别是养心养血。

这里我给大家推荐 3 个养心养血的食疗小方子，很适合 40 ~ 50 岁的女性使用。

护心三仁粥

桃仁可以用来活血化瘀，枣仁养血安神，常用于阴血不足、心悸怔忡、失眠健忘等症；柏子仁是一味理想的滋补强壮、养心安神的良药。所以三仁粥特别适用于素体阴亏、心神失养的人群。

【食疗功效】

养心安神、活血化瘀、润肠通便，适用于瘀血内阻引起的胸部憋闷，以及心悸气短、失眠多梦等症。

【所需食材】

桃仁、枣仁、柏子仁各 10 克，粳米 100 克，冰糖适量。

【制作方法】

1. 将桃仁、枣仁、柏子仁打碎入锅内。
2. 加水适量，煎煮 3 次，过滤去渣取汁。
3. 在汁液中放入粳米煮粥，待粥煮至浓稠时，入冰糖稍煮即可食用。

【注意事项】

每日 2 次，早晚空腹服用。便溏及痰多者忌服，桃仁有轻微毒性，不可过量。

甘麦大枣汤

这是一道静心汤，出自《金匮要略》。小麦有柔肝养肝的功效，甘草泻心火而和胃，大枣调胃，三者一起煎煮，可以甘润平补、养心调肝，起到养心安神、和中缓急的功效，还可以帮我们缓解更年期综合征。

【食疗功效】

养心安神、柔肝缓急，专治女性更年期综合征、神经衰弱等心阴不足、肝气失和的病症。

【所需食材】

30 克小麦，9 克甘草，10 颗大枣。

【制作方法】

把甘草、小麦和大枣加水适量，用小火煎煮，煮沸后煎至 400 毫升左右，去渣，分几次喝掉汤汁，最后吃掉大枣即可。

【注意事项】

早晚温服。由于大枣能助湿生痰，所以体内有痰湿的人不宜服用。

红豆莲子粥

红豆的营养非常丰富，李时珍把它称作“心之谷”。假如我们感觉口渴、烦躁，吃红豆就再好不过了，它可以帮助我们缓解心火过亢的症状。

【食疗功效】

既能清心火，又能补心血，行气补血，尤其适合心血不足的女性食用。

【所需食材】

红豆 50 克，莲子 20 克，粳米 100 克，冰糖 20 克。

【制作方法】

1. 将红豆淘洗干净，浸泡 4 个小时以上。
2. 取砂锅加入水置火上，水沸腾后放入红豆、莲子、粳米，以大火煮沸，转用中火沸煮 30 分钟。

3. 加入冰糖，用小火煮 5 分钟后即可。

【注意事项】

长时间泡过的莲子很难煮烂，莲子只能短时间浸泡（10 分钟左右），也可以不用泡，在水烧开以后，直接加入洗净的莲子，煮出来后口感会更绵软。

只有防患于未然，才能让健康和美丽长久

很多公众人物虽年岁已大，却依然保持着娇美的容颜，例如赵雅芝、林青霞等，她们看起来和实际年龄不相符合，总觉得她们要年轻一些。即便在我们身边，也有一些女性朋友一直保持着年轻貌美的形态，在她们身上年龄似乎并未留下明显的痕迹。

是上天对于她们格外偏爱吗？并不是，其实这都得归功于她们懂得养生，找到了最适合自己的养生方法，延缓衰老或减轻了岁月的痕迹。在出门诊的时候，经常会碰见一些患者朋友在感叹："韩大夫，我什么时候能够和那些明星一样，在五六十岁的时候看起来依然很年轻呢？"

每次我都会笑笑地问她们："你觉得我多大岁数？""韩大夫，您最多也就四十岁出头吧。""我都五十多岁了。""啊？看起来可真不像。"

其实我们每位女性朋友都可以让健康和美丽保持得更长久一

些，这并不是一件很难的事情，并不是只有医学专业的人才会。只要掌握女性的一些特点，根据自身的情况，很容易就能避免一些不必要的伤害和耗损，防患于未然。

打个比方，女性的身体就像一辆刚买回来的汽车，如果车主是个细心的人，很注重保养，就算开了十几年也和刚买回来的一样，但是车主花费的时间和精力肯定也十分巨大。如果车主是个大大咧咧的人，对于汽车并不在意，平时也不注重保养和修理，车子肯定没开几年就不行了。

这和女性养生是一样的道理，如果能够对自己好一些，细心地照料身体，必然能够让健康和美丽停留更长时间，如果总是不把身体当回事，那必然就会出现早衰和疾病。

有些读者朋友又有疑问了，那什么时候算早，什么时候算晚？其实养生是伴随女性一生的，什么时候开始都不算早，什么时候开始都不算晚，特别是前面章节中提到的几个时间节点，对于女性朋友是至关重要的，所以需要特别地注意。如果能够在这些时间节点下一些养生的功夫，也能起到事半功倍的效果，让每一个女性朋友都能够青春永驻，健康长存。

如何能够让健康和美丽更长久呢？概括来说，要做到“养血、调宫、畅情”这六个字。

养血

因为女性特殊的生理特性，一生的健康都离不开“血”。很多女性都会出现面色苍白、头晕目眩、神情倦怠等血虚的症状，所以养血尤为重要。我们在平时就运用食疗方，多吃一些养血的食物，例如大枣、红糖等，别等到月经或生产的时候才注意。通过食补等方法调理，气血通畅，女性的皮肤也会越来越红润光泽，变得美丽动人。

调宫

女性的月经和孕育胎儿都离不开子宫和卵巢，所以对于子宫和卵巢的调护也很重要。卵巢作为女性性激素的分泌器官，如果出现问题会导致体内激素水平的变化，从而影响女性健康。在女性更年期的时候，就是因为内分泌紊乱，才会出现很多不适的症状，整个人显得焦躁不安。在中医中调宫的首要法则是温经散寒，在平时我们可以饮用一些热的生姜红糖水，可起到温通的作用。

畅情

最后要提的一点就是畅情志。对于女性朋友，我有几句话想和大家唠叨，很多女性常见疾病都是由于情志不畅导致的，例如中医中有个病名称为“梅核气”，这种疾病的患者基本上都是女性，主要由于女人平时的心思太多，情志抑郁，导致气血运行不通畅。因此，时刻保持一种乐观的心态，避免过度紧张、焦虑，也是防治疾病的一种手段。

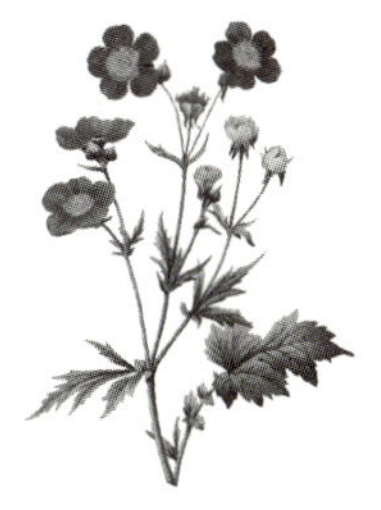

02

Chapter

养气血，气血足的女人气色好

气血的盛衰决定着身体的强弱，虽然我们不能改变气血由盛转衰的必然规律，但我们可以通过平时的养护，使得气血不至于衰退太快。畅通和充盈的气血也可以让女人避免很多疾病，同时由内而外地滋养身体每个地方，让女人保持良好的气色。

“血气”和“火”，生命的两大能量源

气、血、津液，是构成人体的基本物质，是人体正常运转的基础，而气、血又是人体的能量来源。那什么是气？什么是血？气，是不断运动着的具有很强活力的精微物质；血，基本上可以认为就是血液。从阴阳来看，气属于阳，能够推动、温煦血液或脏腑精气；而血则属于阴，可以濡养、滋润人体的脏腑、经络。

气主要有元气、宗气、营气、卫气四种。元气是人体中最重要的气，是维持机体运行的原动力；宗气能助呼吸、行气血；营气能营养和生化血液；而卫气能抵御外邪。这些都是我们平常所说的气。

人体的气，流行于全身各脏腑、经络，以及各个孔窍，时刻推动和激发着人体的各种生理活动；而血液通过血脉运行到周身，营养各脏腑、经络、四肢百骸。人体就像一个机器，必须要有气、血这两个能量源的存在才能运行起来。

血液的运行和滋润，又决定了气的推动、防御等作用的正常运转，气同时又能推动血液的运行，气血两者之间的关系是密不可分的。

根据我的经验，由于职业的关系，很多女老师都有气血不足的问题，我曾经在门诊遇到过一个三十多岁的女老师，她不论是冬天、夏天，都很怕冷，手脚始终是冰冷的，平时也没有食欲，吃什么都不香，而且容易腹胀。她刚来的时候，我问她什么都反应很久，说话也是有气无力的，面色、眼睑、指甲都是苍白的。她跟我说，平时上课总要说很多话，加上身体本就不是很好，现在感觉说话特别没力气。

我跟她说，做老师时间长了，因为说话太多，很容易耗伤肺气。但是像这位老师这样的情况，不仅仅是肺气不足，她表现在整个人的气血不足。气血不足，不能温煦四肢，所以手脚冰冷；脾气虚，所以没什么食欲，吃了点东西就腹胀，气短懒言。我问她月经情况，果然是经常推迟，而且量少色淡，这就是因为气血不足以滋养子宫所致。

像这位老师这样的情况，我给她开了八珍汤加减，八珍汤就是四物汤加四君子汤，这两个方子用得都特别多，合起来用益气与养血并重。八珍汤出自《瑞竹堂经验方》，又名“八珍散”，现在也很常用。药店也有成药八珍丸销售，温开水送服就可以，用起来方便，效果虽然不如汤药快，但是丸药补起来更加和缓。

此方中人参与熟地配伍起来能够益气养血；白术、茯苓两味药又可以健脾渗湿，能够助人参益气补脾；当归、白芍一起用可以养血和营，助熟地滋养心肝；川芎活血行气，又可以使得补而不滞；再加上炙甘草益气和中，调和诸药。这位女老师喝了药之后，手脚就不再冰冷了，整个人的精神也都好了很多。

《黄帝内经·天年》中讲道："人生十岁，五脏始定，血气已通，其气在下，故好走；二十岁，血气始盛，肌肉方长，故好趋；三十岁，五脏大定，肌肉坚固，血脉盛满，故好步；四十岁，五脏六腑十二经络，皆大盛以平定，腠理始疏，荣华颓落，发颇斑白，平盛不摇，故好坐；五十岁，肝气始衰，肝叶始薄，胆汁始减，目始不明；六十岁，心气始衰，苦忧悲，血气懈惰，故好卧；七十岁，脾气虚，皮肤枯；八十岁，肺气衰，魄离，故言善误；九十岁，肾气焦，四脏经脉空虚；百岁，五藏皆虚，神气皆去，形骸独居而终矣。"

这段话告诉我们人一生从生到死气血的盛衰规律。人到 10 岁的时候，血气就已经通畅了，后来随着年龄的增长，血气也逐渐旺盛起来，而到了 40 岁的时候，气血已经开始走下坡路了，直到百岁的时候，五脏的气血都虚弱到极致，同时也走到了人生的终点。

气血与健康是密不可分的，气血的盛衰决定着身体的强弱，虽然我们不可以改变气血由盛转衰的必然规律，但我们可以通过平时的保养使得气血不至于衰退太快。旺盛的气血也可以让我们避免一些疾病，而且可以使我们更加长寿。因此，我们平时应注意气血的养护，如果出现以上气血不足的症状，应该引起重视。

女人 30 岁以后就应该在平时注意养护气血了，如果不是特别严重的气血不足可以不用吃中药治疗，可以在平时吃一些补气补血的东西，比如牛肉、羊肉、红糖、大枣、乌骨鸡、桂圆肉等，还可以吃一些健脾的东西，比如山药、莲子、胡萝卜、薏苡仁等。

养血补阴，女人才能有好身体、好气色

有个朋友跟我说：“孩子最近特别调皮，总跟我对着干，工作又忙，弄得我心力交瘁。最近总是打不起精神，晚上总失眠，照镜子感觉自己好像突然老了十岁。”

她看起来确实憔悴，脸上一点血色也没有，大大的黑眼圈，完全不是以前的样子。我说：“晚上睡不着，阴血消耗肯定很厉害，你看你，平时也不注意休息。不过别太焦虑，调理一段时间是可以慢慢恢复的。”

现代人的生活节奏越来越快，很多女性结婚后不但要承担家庭的责任，还要工作，加班熬夜是生活的常态。这些压力，不断摧残着我们的身体，消耗着我们的精力。《黄帝内经》中说道：“妇人之生，有余于气，不足于血，以其数脱血也。”这句话的意思是说，相对于男性，女性生来就是气有余而血不足，加上各种因素对阴血的耗损，就更容易阴血不足了。因此，女性在身体调理上更应注重阴血的养护。

我们常说的阴是指人体的阴血，而阴与血也是可以互相转化的，血虚时也会出现阴虚的症状，阴虚也会有血虚的表现。中医认为女人以血为本，只有血足了，面色才会红润，头发才会有光泽，精神也才会饱满。女人天生就爱美，如果阴血不足，会极大地影响美丽。一旦阴血不足，女人就会变得异常憔悴，皮肤枯槁，面色苍白，头发也会干枯。

女人到了 30 岁，气血逐渐开始衰退，而月经、怀孕、生产、哺乳等也损耗了身体内的阴血。这个时候，如果不注意滋阴养血，又加上劳倦、情志损伤，就很容易出现阴血不足的症状。

除了面色、皮肤、头发等直接的变化外，肝经失去血的濡养，就会引起指甲干裂、视物模糊、手足麻木；精血同源，血的不足又会引起肾精不足，从而导致健忘心悸、失眠多梦、精神恍惚。

我建议她买一些阿胶，平时可以煮阿胶鸡蛋汤，取阿胶 5 ~ 10 克，用开水烊化，再加入调匀的鸡蛋，煮成蛋花，还可以加入适量蜂蜜或白糖来调味，每周喝两三次就可以了。我朋友服用一段时间后，就感觉到精神好了很多，气色也明显好起来了。

阿胶是由驴皮熬制成的胶，能补血滋阴，润燥，止血。《医林纂要》说它能够“补心和血，散热滋阴”。它滋阴补血的效果非常好，是女性常用的滋补品，而且可以防止皮肤的老化，促进新陈代谢，增强机体免疫力。经常服用阿胶，还能够美容养颜。我国南方一带，许多地方的女性都有服用阿胶的习惯。

我们女性 30 岁之后，一定要注重滋阴补血。阴血对于我们的身体来说，就像是肥料和水，只有阴血充足，才能够滋养脏腑、皮肤、毛发，由内而外都表现出阴血充足，自然也就能有好身体和好气色了。

阴虚津亏、气滞血瘀，是百病之源

中医认为，气血失调是妇科疾病的重要原因之一。妇女以血为用，这是因为妇女的月经、妊娠、分娩、哺乳等生理活动都必须依赖于阴血。如果因为身体内的病灶或长期的饮食不节，出现了阴虚津亏、气滞血瘀，不仅会引起脏腑功能和气血失调，还会间接或直接影响冲、任二脉和子宫，从而导致各种疾病的产生。

因为阴与血可以互相转化，阴虚津亏除了会间接地导致血虚外，阴虚还会生内热，从而导致气血失调。长期阴虚会有哪些表现呢？

比如很多女性朋友常见的午后潮热、盗汗、口渴，这些人往往喝水不多，而且睡眠也不好，并可能出现月经先期量少、经期延长、漏下不止等病症。这些症状其实很多时候都是阴虚内热的外在表现。

我们经常会说到气滞血瘀，其实这还传递着气滞与血瘀之间的因果关系，气能行血，如果气滞，那么血不能行，发展到一定程度就会出现血瘀的情况。气滞是原因，血瘀是结果。那么气滞血瘀会对我们造成什么样的影响呢？

气滞就会造成胸胁胀痛，消化也不好，经常叹气，人也会容易抑郁。缺乏气的支撑，很容易出现血瘀的情况，这就是为什么中医上总是把气滞和血瘀联系到一起。

血瘀则更为严重。大家要知道的是，女人以血为用，气机郁结，瘀阻胞宫，就会导致各种各样的病症，导致痛经，皮肤干燥粗糙，甚至造成闭经、崩漏等。很多朋友患上的心血管疾病也和血瘀有关，所以大家需要格外注意。

我们医生经常需要上夜班，特别伤阴血，很多女大夫都会有阴虚的症状，尤其是 30 岁之后。我在 30 多岁的时候就出现了轻微的盗汗，手脚心总是感觉特别热。我那时候不太注意养阴，仗着自己身体好，也不注意休息，就算不上夜班也总是熬夜，就出现了阴虚津亏的症状。

因为工作比较忙，也没有怎么治疗，我就给自己开了一个代茶饮，每天就把药放在杯子里泡着当茶喝。方子非常简单，就是用芦根、麦冬、天冬按 1 ∶ 1 ∶ 1 的比例混合，每次抓一把，泡着喝，还可以加一些枸杞子、冰糖调味，效果非常好，喝一段时间之后手脚心发热的症状就好很多了。

这个方子里面，芦根清热养阴、生津止渴；麦冬能养阴润肺、生津润肠，主要是生肺、胃之阴；天冬养阴清热、滋润肺肾，主要是生肺、肾之阴。三味药用在一起就能养阴生津，非常简单实用，大家也可以用来当夏季的代茶饮。

《黄帝内经》说：“上工治未病。”意思就是最好的医生治病是防患于未然的，那么我们平时怎样预防阴虚津亏、气滞血瘀呢？

原则主要有四点：首先，要调控好自己的情绪。第二，工作要劳逸结合。第三，饮食有节，少吃生冷、辛辣的食物。第四，生活作息也要有规律，尽量在晚上11点之前休息。女性朋友们，我们要多注意自己身体的变化，防治好阴虚津亏、气滞血瘀这两个健康路上的拦路虎，才能有更加健康美丽的身体。

血是气之根，血足的女人气才能旺

《难经·二十二难》说：“气主煦之，血主濡之。”意思就是气的主要作用为温煦，而血的主要作用为濡养。从这句话里，我们就可以体会到气血的差别。如果将人体比作一株植物的话，那么气就是阳光，而血就是养料。气属于阳，而血属于阴，气和血都是身体的能量来源。那么气血之间又有着什么样的关系呢？

气和血之间的关系，可以用两句话来概括：“气为血之帅”“血为气之母”。这就是说，气可以统帅血，而血又能生成气，气和血是互相依存的。

气能行血、摄血，并参与血的生成。血不能自己流动，必须由气来推动才可以流动，也正是有气的作用才能保证血在血脉里流动而不跑到外面去。

血为气之母，意思就是血是气的载体，并为气提供充足的营养。气必须要依附于血才能存在体内，如果没有血作为气的依附，就会发生气脱，那气也会散了。

对于女性来说，各项生理活动的进行都必须有充足的血作为支撑，月经、妊娠、哺乳等更是极其耗血，这就是我们常说的女子“以血为用”。血和气的紧密关系又决定了血足才能气旺，我们才能有红润的气色，保证月经的正常。

30 岁之后，因为气血的大量消耗，极容易出现血虚的症状。比如在更年期的调理上，我一般都是以疏肝养血为主的。我曾经遇到一个来调理的女性朋友，她由于身体气血不足，因产伤血，气血极其虚弱，虽然养了大半年但身体依然没有恢复。动不动就感冒，稍微一活动就出汗特别多，特别疲乏。

我看她一副少气懒言的样子，面色萎黄，眼睑和指甲都是白的。我说你这个病还是因为生产消耗了太多血，血如果严重不足，气就没有依附的土壤，肯定也会受到影响，所以才会动不动就感冒；稍微动一下，一耗气，气就更不能固摄汗液了，自然汗也就多了，出汗多对津液又是一种消耗。

这个病，虽然在外的表现是气虚的症状，但究其原因，还是因为产后伤血，气随血耗。我开了汤药给她治疗，主要就是补气血，她慢慢地就恢复了。但我不建议大家自己抓药煎汤喝，所以这里我推荐一个补气血的食疗方：当归生姜羊肉汤。

当归生姜羊肉汤出自《金匮要略》，主要功效为温中散寒、补血调经，这是一个非常有名的食疗方。主要用于病后体虚、产后血虚、脘腹冷痛、血虚宫冷，以及各种贫血。做法为：取当归 15 克，生姜 10 克，羊肉 500 克，将当归、生姜装进纱布袋内，扎好口；羊肉切好一起放进锅里，加水适量，先用武火煮沸，然后用文火炖，至羊肉熟烂为度，然后加入盐等调味，就可以了。

这个方子里，羊肉为血肉有情之品，有滋补强壮、填精益血作用；当归补血活血；生姜则温中散寒，可以助羊肉补虚，跟当归一起就能够调经止痛。但是这个食疗方不适合阴虚或有火气的人。血虚的人经常吃一吃，气血就会旺盛起来了，气色自然就会好了。

胖补气，瘦补血，不胖不瘦靠调理

中医认为“脾胃健，气血盛，则肌肉丰腴，肢体强劲。”就是说如果一个人脾胃好的话，气血也会旺盛，那么肌肉就会丰腴，肢体也会强劲，不胖也不瘦，这就是最健康的状态，但我们往往因为先天体质或各种其他的原因或胖或瘦。我们经常听到：胖人少气多湿，瘦人血虚多火。这是什么道理呢?

胖人往往气虚，主要是因为他们体内的津液代谢不够畅通，脾虚运化不利，就会产生痰湿，这就是我们常说的“脾为生痰之源”。痰湿泛溢肌肤或停滞体内，才致肥胖。体内的痰湿会进一步阻滞气的运行，影响脏腑功能，又会走进肥胖的恶性循环。脾气虚弱，水谷精微化生不足，还会使人气血不足，所以又会出现倦怠乏力，皮肤缺乏光泽等虚像。

瘦人往往血虚，那些怎么吃都胖不起来的人，往往阳气偏盛，阴血偏虚，胃火亢盛，消谷善饥。他们往往阴虚内热，经常容易上火。阳气偏盛，灼伤阴津，形体缺乏阴血的滋养就会瘦削，而且往往性格也比较急，还会经常出现牙龈出血、小便发黄、失眠烦躁等症状。

我曾经有位同事就是明显的气虚，她吃素且吃得很少，但是依然很胖，上个楼我们还都一点事没有，她已经气喘吁吁了。她舌头两边有明显的齿痕，即使在很炎热的夏天，我们一开空调，她就会穿上外套。脾气虚弱，所以脾运不佳，阳气虚弱所以舌边有齿痕，也会怕冷。这种肥胖往往也很难减下来，必须要健脾益气才行。

另一个朋友，曾经问我，有什么办法可以增肥。她说她吃得也挺多的，就是不胖，平时特别容易口腔溃疡。她说："胖有胖的苦，瘦有瘦的不容易。"我就说，你的体质应该是胃火亢盛，导致了阴血亏虚。

从以上我们就可以了解到，胖人大多少气，瘦人大多少血。因此我们说：胖补气，瘦补血，不胖不瘦靠调理。那么我们平时怎样补气补血呢？

对于胖人来说，我们可以多吃一些健脾益气的食物，比如胡萝卜、香菇、山药等，而且注意尽量不要吃肥甘厚味。对于瘦人来说，我们可以多吃一些滋阴补血的食物，比如龙眼肉、黑芝麻、黑豆、百合、红糖等食物，且尽量少吃辛辣刺激的食物。不胖不瘦的女性朋友，就要注意调理脾胃了，固护好脾胃，才能有足够的水谷精微来化生气血，滋养出好气色。

节食减肥，很容易让气血严重受损

有一次聚会的时候遇到了一个许久没见的女同学，刚开始我都没认出来，因为以前她算是比较健壮的类型，现在却变得十分瘦弱。即使化了淡妆，我也能看到她面色萎黄。我问她你怎么变得这么瘦了，她说："减肥啊，但是瘦下来后身体也不行了。"她月经迟迟不来，就算来了也是量少色淡，平时也总是容易感到疲乏。

我问她吃饭怎么样，她就说为了减肥，一直用节食的方式来保持体重，基本不吃主食，晚餐根本不吃，平常仅进食一些热量极低的蔬菜瓜果。

节食是指只吃限定种类和数量的食物。节食原本是为了健康，但现在它渐渐地变成了减肥的同义词。现在许多女性为了追求"好身材"，将减肥列入终身事业，减肥的方式和秘诀也层出不穷，而节食是不少减肥人士的首选。

过度的节食往往会损伤气血，甚至会影响月经，这是为什么呢？《素问·灵兰秘典论》说："脾胃者，仓廪之官。"中医认为，脾胃为后天之本，气血生化之源。我们吃进去的水谷精微，经由脾胃的运化，可转化为精气，从而化生气血。过度的节食则导致精气生化乏源，气血生化不足，自然容易损伤气血。

她问我吃点什么可以改善她的症状。我看她还是不愿意多吃些东西，又心疼又生气，我说："如果你不能好好吃饭，补充足够的营养，你的月经是不会正常的。你这是由于一直过度节食损伤了脾胃所致，而且没有足够的食物摄入，就不能有足够的水谷精微，那气血又从哪里来呢？没有气血，又怎么可能营养你的皮肤、脏腑、子宫呢？"

很多女性为了维持好身材，即使出现了气血亏虚的症状，还在坚持节食。像这样的女性或多或少都有神疲乏力、胃寒肢冷、头晕等症状，如果长期下去，还会导致抵抗力低下、记忆力下降。长期节食导致的气虚虽然可以通过食补或药补的方式很快得到恢复，但有形之血不能速生，而对脾胃所致的损伤更是需要通过长期调理才能得以改善。

中医认为，一个人只有气血充足，上荣于头面耳目，才可以面色红润，视物清晰，精力旺盛。气血虚弱的人往往面色萎黄、皮肤干涩、口唇色淡、头晕，而发质也会变得枯槁，甚至失眠；此时就已经不是美容护肤品或单纯的食疗就能够恢复的了，而需要借助一些中药进行调理。

我告诉她可以去药店买一些归脾丸吃吃，在一般药店就可以买到，每天用温水送服就好了。归脾丸出自南宋严用和的《济生方》，这个方子现在很常用，气血双补，又可以健脾，对气血两虚的人极其对症。这个方子里人参、黄芪、白术、甘草四味药能够起到益气补脾以达到统摄血液的作用；龙眼肉、酸枣仁、茯苓三味药可以养血补心；又有木香来行气助运，推动气血的生成，气血又能互相转化，共成气血双补之剂。

女性在 30 岁之后更应当注意气血的养护，如果有了气血亏虚的症状应当做些什么呢？俗话说，“日啖三枣，青春永不老”，平时我们可以通过吃大枣来保养气血。

如果您已经有了以上一些气血不足的症状，又不是太严重的话，也可以采用一些药膳来补益气血，如桂圆阿胶红枣粳米粥。取粳米 100 克，桂圆 10 克，红枣 10 克，加水适量煮成粥，再将阿胶 10 克融于粥内即可。阿胶能滋阴润肺、补血，红枣可补益气血，桂圆能补益心脾，而粳米又可以固护脾胃，“治诸虚劳损”。除了这些，大家还可以加枸杞子、山药等补益之品。

气血对女性的健康和美丽至关重要，那么如何正确减肥才能不耗伤气血呢？其原则是在维持基础代谢的基础上，减少入，增加出。不是不能节食，而是不能过度。减肥期间注意饮食结构的合理性，少吃脂肪类食物，多吃粗粮，以素食为主，但一定要有蛋白质的摄入。如果在控制饮食的基础上，您还想要瘦的话，可以采用运动的方式，一般认为跑步或快走 40 ~ 60 分钟才能起到燃烧脂肪的作用。适当地控制饮食，加之适当地运动，持之以恒，相信您一定可以拥有健康又苗条的好身材。

避开湿邪，女人才能气血调和不虚亏

一位南方的医生朋友曾跟我说：“我们那边湿气特别盛，或多或少都会受到湿气的影响，所以我开方子基本上都要祛湿。”她跟我说她的一个女性患者，虽然才 30 出头，但出现了小便混浊的症状，而且尿少尿频，腰膝酸软，面色晦暗。刚开始她用常规的固肾缩泉的方法来治疗，效果不是很好，改用健脾除湿的方法后，很快就起效了！

她将这个案例分享给我，她说：“因为一直在南方生活，南方夏天的湿气非常重，时间长了难免被湿邪所困，湿气重着，才会导致膀胱气化不利。”那么，什么是湿邪呢？

中医认为，导致我们不健康的湿邪有外湿和内湿两种，而对湿邪最为敏感的就是脾，湿邪侵犯脾，脾失健运，是湿邪致病的主要原因。

外湿多因为气候潮湿、涉水淋雨或居住在潮湿的地方等原因引起。湿气为长夏主气，在夏天和秋天交界的时候，阳热下降，就会导致水气上升，空气就会异常潮湿，这也是一年之中湿气最盛的季节，这个时候也特别容易被湿邪侵犯导致各种疾病。

内湿主要是因为脾气虚弱，脾虚运化水湿不利，水湿停聚，从而造成湿浊内生，导致一系列疾病。

湿邪是阴邪，具有重着、黏滞的特点，因此如果长时间居住在南方或涉水淋雨的话，很容易出现头重如裹、全身困重、四肢酸懒、大便稀溏不爽、小便混浊短涩、尿少，甚至水肿等症状。湿邪困脾，脾气就会虚损。我们之前说过，脾胃为后天之本，脾气虚，自然也会影响到气血，使得我们面色晦暗，而女性朋友还可能会出现白带过多、湿疹等症状。

因此，我们平时应该注意预防湿邪，居住在南方的朋友应该时常吃一些祛湿的东西，尤其在夏秋交际的时候，更应当注意祛湿。如果长时间不注意，又因为游泳、淋雨等原因被湿邪侵袭的话，

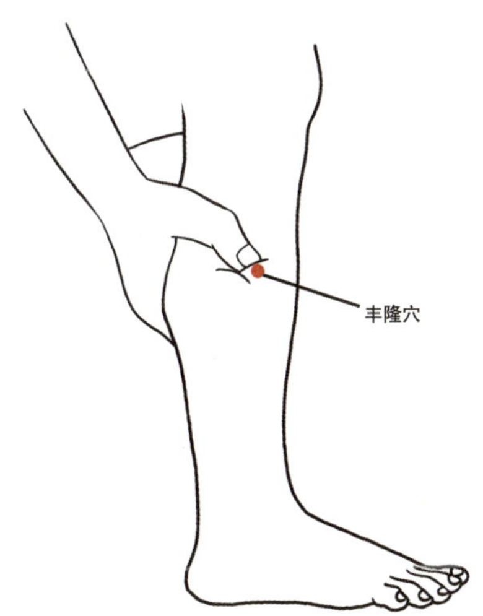

就会出现上面说的各种症状，甚至演变成我朋友这种案例。

那么，我们日常应该怎么祛湿呢？

我们可以发现，不管是内湿还是外湿，它的直接致病原因都是脾失健运，因此健脾就可以达到祛湿的效果。我们可以在平时吃一些健脾的食物，比如薏苡仁、陈皮、山药、大枣、扁豆等。

此外，我们还可以艾灸丰隆穴，丰隆穴位于人体的小腿前外侧，外踝尖上 8 寸（27 厘米），就是肌肉较为鼓起的那个地方，有联络脾胃二经各部气血物质的作用。

我们可以借助艾灸盒，将艾柱放进去，固定在腿上，一般来说灸 15 分钟左右，皮肤微微发红就可以了。艾灸丰隆穴可以健脾除湿，有痰湿的朋友可以灸这里，每天坚持能达到祛痰湿的效果。

我也将这个方法推荐给了我的朋友，她说那位患者现在也一直在做，身体也不那么困重了，脾运得健，气血自然也就恢复了，面色也就好起来了。

女人属阴，温暖是养护气血第一要务

中医认为，女性属阴，男性属阳。李时珍在《本草纲目》中说道：“女子，阴类也，以血为主。”我们女性在行经期血室大开，如果受寒，寒邪侵袭肌表，就很容易影响冲脉和任脉，从而导致手脚冰冷、痛经、头痛、月经不调等症状。

女性也经常会因为气血不足而导致怕冷。我在门诊经常会碰到一些女性朋友说平时手脚冰冷，这个时候大家一定要注意了，很可能就是因为内在的气血不足，而怕冷只是表象。气血不足，就很容易导致寒从内生，而阳气就更加虚损；外寒也会导致气血凝滞不通。由此我们可以了解到温暖与养护气血之间的关系了。

我自己就经常手脚冰凉，其实对于 30 岁以上的女人来说，这是非常常见的症状，这大多是因为 30 岁之后，气血开始走下坡路，而平时又不注意保暖所致。有些女性朋友甚至会转变为宫寒，而宫寒也是导致不孕的一个重要原因。

我也因为不太注意保暖，在月经期间出现了小腹疼痛难忍的症状，就是我们常说的痛经。这个时候我一般就采用艾灸的方式来治疗，效果非常好，多做几次，痛经的症状就会慢慢消失。

我艾灸的穴位称为关元，就在下腹部，脐下 3 寸（10 厘米）处。关元穴是人体保健要穴之一，在某种程度而言，关元穴是一个能起死回生的重穴，而艾灸则效果更佳。我们可以用艾灸盒，将艾灸盒放在关元穴上，每次灸 15 ~ 20 分钟即可，以皮肤红热为度。灸的时候就能感觉到腹内的寒气渐渐消散，每日一次或隔日一次就可以了。

关元穴有培元固本、补益下焦之功，凡元气亏损均可使用。艾灸关元穴具有温阳补虚的功效，可以治疗一切阳虚症、气虚症，寒气所致的气喘短气、畏寒怕冷、遗尿、小便频数、尿闭、泄泻、腹痛、月经不调、带下、不食、精冷、虚劳羸瘦等症状都可以通过艾灸关元穴得到缓解。如果平时手脚冰冷，也可以通过艾灸关元穴得到改善，一周艾灸两次就可以了，我一直采用这个方法来

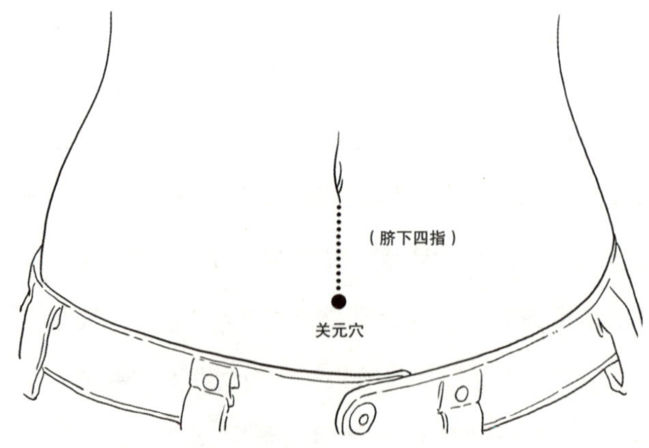

温阳，达到保健的效果。

陈自明在《妇人大全良方》中对于妇人病的治疗，以补益和散风寒为主。那么散风寒除了做艾灸、平时注意保暖之外，月经期间尤其不要吃生冷的东西，尽量少碰凉水；日常也可以吃一些温阳补虚的食物，如姜糖水、韭菜、荔枝、茴香、羊肉等，都有温阳补虚的作用。

温暖是保持我们女性气血充足的关键，谁都喜欢白里透红的“气色”美人。一旦寒邪侵袭，从而导致气血不足、面容憔悴，那就不好看啦。经常艾灸关元穴，助你温阳补气恢复好“气色”。

桃仁、红花，调理血瘀必不可少

女人为什么会有血瘀？

有些女性经常发脾气导致肝郁气滞，又或吃了过多的凉东西，成为“美丽冻人”，又或气虚日久等，这些都会使得血液运行不畅，从而导致血瘀。

我有一个朋友，每次行经的时候就会痛经，月经颜色黯、有血块，而且乳房胀痛。她说自己平时脾气也很急，容易发火。这就是典型的肝郁气滞所致的血瘀。

瘀血形成了之后，就会阻滞局部甚至全身的血液运行。中医讲“不通则痛”，女性特别容易出现的就是肝郁气滞所致的胁肋疼痛，以及瘀阻胞宫所致的痛经。如果瘀阻子宫的话，除了痛经，还会出现月经不调，月经颜色黯，甚至有血块。如果血瘀的话，指甲、嘴唇还会出现青紫的现象，那就不好看啦！

这个时候我们经常会用到桃仁、红花这一药对，一起用的话还会效力倍增。

桃仁苦、甘，性平，归心、肝、大肠经。主要功效为活血祛瘀，润肠通便、止咳平喘。临床上常用于经闭、痛经、症瘕痞块、肺痈、肠痈、跌仆损伤、肠燥便秘、咳嗽气喘。

红花味辛，性温，归心、肝经。主要功效为活血通经、散瘀止痛。临床上常用于经闭、痛经、恶露不行、症瘕痞块、胸痹心痛、瘀滞腹痛、胸胁刺痛、跌仆损伤、疮疡肿痛。

桃仁、红花一般用于治疗血瘀诸症，合用能活血化瘀、通经止痛。这两味药都是孕妇禁服的，一定要注意。

我给朋友推荐了一种药膳，同时含有桃仁、红花两味药，名字称为桃仁红花粥，是载自明代《多能鄙事》上的一个方子。先将桃仁 15 克捣烂，加入红花 6 克，煎 15 分钟，去渣取汁；然后加入粳米 100 克煮成稀粥，可以加红糖调味。每周 3 ~ 4 次就可以了。

桃仁红花粥的功效为活血通经、祛瘀止痛。适用于气滞血瘀经闭、月经不调及冠心病、心绞痛等。用量不宜过大，平素大便稀薄者不宜服用。我那个朋友服用了一段时间之后，痛经的症状就都消失了。

有明显血瘀症状的朋友们可以试下这个方子，但是需要注意的是，不是所有的人都可以吃的。除了上面说的孕妇不能吃之外，月经量大、淋漓不断的朋友也不应该吃，这类人如果活血的话，反而会加重之前的症状。

现在很多女性朋友都会因为精神压力过大而导致肝郁，也难免有血瘀的情况出现，也可以吃一些。另外，冠心病的朋友也可以服用此方。时常注意调节一下气血的运行，保持血液运行的通畅，疼痛自然也就远离了，也能还你一个好气色。

四物汤，女人调经养血的第一汤

“四物汤”，顾名思义就是四种物品熬成的汤，它可是大有来头的，是一个非常经典的补血、养血药方，早在唐代就已经被广泛使用了，被医家誉为“妇科第一方”“血证立法”“调理一切血证是其所长”以及“妇女之圣药”，等等。

那么，这四物汤到底是何方神圣呢？四物就是熟地黄、白芍、当归以及川芎这四种中药材。它的标准配方为熟地黄 12 克，当归 10 克，白芍 12 克，川芎 8 克。当然，在具体服用的时候，医生会根据大家各自的体质有所增减。

假如是血热的人，要减少川芎的用量；假如是虚寒体质的女性可以用熟地，但热性体质的女性则要用生地；假如是既需要补又需要清热的女性，可以生地、熟地各半。

那么，这四种药材到底有什么神通，能被称为妇科圣方呢？这得从女性容易出现的毛病说起。首先，由于月经的关系，女性特别容易血虚，也就是大家常说的贫血。其次，十女九寒，女性本来就属阴，体质往往偏寒，所以容易血瘀，血液流通不畅。这两者是互为因果的，血虚会引起血瘀，血瘀也会导致血虚，它们又往往会导致女性月经不调。

我们再来看看四物汤的功效：熟地能够补血填精，白芍可以滋阴养血，当归能补血活血，川芎是活血行气的，它们各自都可以很好地补血活血调经，放在一起又能增强药效。熟地、白芍性较阴柔，而当归、川芎性辛香，动静相宜，既能补血又不滞血，可以活血却不伤血，所以很适合女性调经养血使用。除了配方非常合理之外，四物汤还很灵活，可以根据实际需要适当增加或者减少剂量。比如适当增加熟地、当归的量，略减川芎的量，是很好的补血方；假如少用当归、川芎或不用它们，还可以帮助孕妇保胎；假如多用当归、川芎，白芍减量，则能改善月经量少、血瘀症型闭经等症状。此外，在四物汤的基础上，还出现了很多衍生药方。比如，加上桃仁、红花，变成桃红四物汤，不仅能补血养血，还能活血化瘀，是女孩子的养颜良方。假如气虚的女性，可以加上人参、黄芪，等等。

记得有一次，一个年轻小姑娘来找我，说身体没什么毛病，就是月经量过少、经血中出现血块，问我严不严重。我看她脸色苍白，又问她有没有手脚冰凉、畏寒怕冷。把过脉、查过舌苔之后，我看她确实身体素质还挺好，别的方面没什么毛病，就连药方都没开，告诉她回去自己熬四物汤喝就可以了，虽然很便宜，但是药到病除，特别管用。

每次遇到此类贫血的女性朋友，我都会向她们推荐四物汤，而且叮嘱她们，一定是在每次经期喝，连续喝四五次就可以了，但是经期延长、淋漓不断的朋友月经期间不要喝。根据反馈回来的效果，只要大家能坚持，养血的效果相当不错，而且养颜的作用也很好。

一般来说，大家没有特别需要，按照标准配方熬制就可以了，但是假如想要达到更好的效果，最好咨询一下中医，看是否需要调整方子。比如，由于四物汤的药性以“补”为主，所以具有温燥性质，对一些热性体质或内热比较大的人来说，喝它容易上火、长痘痘。这时候，我通常会加上黄芩和黄连，变成芩连四物汤，这样可以上凉下补，效果更好。

日常饮用四物汤的时候，大家可以按照标准配方自己熬制，做法很简单：大家只要像平时熬中药一样，把药材洗干净放到砂锅里慢熬 20 ~ 30 分钟，然后把汁倒出。重复 1 ~ 2 次，把所有的汁混在一起就可以了。没有条件的女性，也可以把洗净的药材放到保温杯里，然后加上开水焖上十多分钟，就可以喝了。当然，如果想要更好喝，你可以加点儿红枣、枸杞子，也可以煮好后加上蜂蜜。

这个四物汤除了能够帮助女性活血化瘀、排除血块，还可以减轻月经期间的疼痛感，改善血虚状况，让大家手脚不易冰冷。它有助于气血顺畅，所以经常喝一些，还能让你脸色红润、皮肤光滑，看起来也就更年轻了。

但是话又说回来，也不是所有女性都需要经常喝四物汤的，比如月经正常、气血充足的女性，就没必要每个月喝它。

最后再跟大家强调一下服用时间，四物汤平时也可以服用，不过我们感冒、发烧的时候不要服用，服用其他中药的时候也不要喝。最佳的服用时间是生理期的时候，在饭前 30 分钟饮用，这样才能达到最佳效果。

药补不如食补，用食物补气养血

在日常生活中，各种各样的身体不适总是伴随着我们。生活越来越忙，压力越来越大，总有些这样那样的因素困扰着我们，包括病理上的和心理上的。出现这些问题的时候，我们第一时间想到的就是求医问药。大部分人由于工作繁忙、难忍疾病的痛楚等原因，都会选择一些高效的药物治疗，也就造成了现在临床上的药物滥用，例如抗生素就是一个例子。急诊的小医生不止一次对我说，经常会碰见一些头疼脑热的患者前来，什么检查都不想做，就想输液。

在大家追求药物神奇疗效的同时，只有少部分的女性朋友会关心一个很重要的问题，那就是药物的不良反应。

在广大读者朋友的心里是不是有一个传统的概念，中药的不良反应相对于西药要小一些，这种认识是不全面的。相对西药，中药的毒副作用要小些，但是，中医制剂也有不良反应，也会出现各种临床症状。其实在临床上我们医生也会掌握一个原则，就是能不输液的尽量用药物治疗，能不用药物的我们一般就采取心理暗示和辅助疗法。

在中医的传统治疗方法里，我最看重的一种治疗手段就是食疗。它不但在传统的医疗行业里有举足轻重的地位，并且是老百姓在家里都能采取的治疗保健手段，几乎人人学会了都可以开展，不受时间、地域、人员的限制。特别是在进补方面，有些时候药物的作用并不如饮食来得方便、快捷、有效。

大家要注意的是，现在市场上充斥着各种各样的丸药、口服液、胶囊，这些保健品都不属于我们这节内容所说的食补范畴。因为这些后期加工的保健品，很多成分都未可知，已经失去了原有的活性，效果也大打折扣。

为什么会说药补不如食补？首先，饮食和药物一样，也具有很好的疗效，并且它具有保健的功效。两千多年前的《黄帝内经》中提出“上医治未病”的观点，意思是真正高明的医生，会帮助病人治疗还没有发生的疾病。这句话的另一个意思，可以理解为中医养生提倡日常保健。其中，饮食保健的疗效是其他任何治疗手段都无法比拟的。

特别要提出的是食补对于女性朋友的贡献，女性贵为“娇质”，每个月会有一次生理周期，与血的关系密切，很容易造成血虚，体质虚弱则正气不足，就容易外邪侵袭而致病。

有些女性朋友一到生理期的时候就出现头晕目眩、四肢乏力的症状。到我这里来就诊的患者，只要症状不是太严重，我都不会用任何药物，只是给她们推荐一些饮食疗法来进补。举个例子，临床上有个药物叫“乌鸡白凤丸”，想必广大的女性朋友们都听说过吧。其实，我们何尝不能用乌骨鸡汤来替代呢？补充月经期间机体丢失的血分，症状很容易就消失了。

乌鸡本身就含有多种人体必需的氨基酸，在中医中一直被称为“药鸡”，富含黑色素，配上各种中药食材熬成汤汁，具有很高的药用价值。它对于产后恢复、虚损劳累、体质瘦弱的女性患者有很好的疗效，有滋阴、补肾、养血、补虚等作用，具有调节人体免疫功能和抗衰老的功效。

在这里，给大家介绍一点做乌骨鸡汤的小窍门。在清理乌骨鸡的时候除了和清理普通食用鸡一样的方法之外，还需要用刀背将乌骨鸡的骨头都敲碎，让整只鸡摸起来软趴趴的，最好不要切成块状，整只鸡炖起来更容易保留营养价值。

放在砂锅中炖的时候，可用纱布包一些枸杞子、党参、白术等补中益气的中草药，放在鸡肚子里。炖汤的时候水刚刚没过鸡身即可，盖上锅盖，小火慢炖 3 个小时即可食用，出锅之前放入食盐等调味品。这道汤味道香浓，勤快的女人一定不要错过。

每个月喝上一两次，养血补气，那些困扰你的经期不适就能逐渐消除了。

红糖、红枣，都是很好的补血剂

有一些中医基础的朋友或许知道，红色的食物养心。其实，很多红色的食物也很养血，是名副其实的补血剂。比如生活中经常见到的红糖、红枣等，这些都是常用的补血食物。

记得我在十几岁来月经的时候，第一天隐隐约约地感觉肚子有些疼，母亲总会给我熬上一碗生姜红糖水喝，喝完之后感觉小腹部暖暖的，疼痛立马缓解了许多。

其实红糖在很早以前就被古人当作补血养血之品，在医学古籍中对此就有记载，“温而补之，温而通之，温而散之”，说的就是红糖的温补作用。红糖中含有大量的葡萄糖，进入体内，葡萄糖迅速分解，被机体细胞利用，参与新陈代谢，除了能够快速补充体力之外，还能够产生热量，这就是喝完红糖水之后感觉暖暖的原因。

利用红枣来补血就更深得广大女性朋友的欢心了，现在有很多的人都会把大枣当成零食，除了红枣本身的口感甘甜之外，还有一层含义就是女子多血虚，红枣可以补血养血，对于女性的身体大有裨益。

利用红枣补血，在很多电视剧中也经常看到，比如一个年轻人参加完义务献血之后，回到家都会喝上一碗家人给煮的红枣汤，说明红枣能够补血的效果已经被广大人民群众所接受。

西方营养学研究发现，红枣中富有维生素C和叶酸，叶酸是合成血红蛋白的主要原料，维生素C有助于铁元素的吸收和利用，也有助于红细胞的再生。

中医认为红枣有健脾和胃、补益气血的作用，所以在很多养生的煲汤食谱中，红枣的出现频率很高，深受大众的青睐。

在日常生活中食用红枣时，我建议大家不要生吃，特别是消化不好的女性。因为生食红枣不易消化，容易引起腹胀。最好的办法还是蒸着吃或煮水喝。

我们小区住着一个和我关系很好的邻居，她年龄比我小一些，不仅血虚而且还有肾阳虚的症状，脸色很白，而且无论春夏秋冬都手脚冰凉。

除了药物，我还给她推荐了一个在家就能做的简单食疗方——七枣汤。

推荐食谱：七枣汤

原材料：红枣7颗，开水500毫升。

制作方法：将7颗红枣洗净，每颗红枣用小刀切两三个小口；

将红枣放入焖烧杯或大的保温壶中，倒入刚刚烧开的沸水 500 毫升，然后盖好盖子焖 8 个小时以上，或者焖一宿；第二天一早，大火煮开，再小火慢炖 30 分钟即可。连汤带枣一同温服。如果血虚很严重，还可以加一点红糖。

吃了一段时间后，这位邻居不仅血虚的情况改善了，脸色也变得红润多了，而且肾虚的情况也没有了，手脚不冰凉，腰不酸腿不软，感觉就像换了一个人似的。

《本草再新》记载红枣，“补中益气，滋肾暖胃”；《日华子本草》记载红枣，“润心肺，补五脏”。七枣汤能将大枣的功效充分发挥达到和阴阳、调营卫、生津液的作用，非常适合肾阳匮乏、肝气不舒、气色不佳的女性饮用。而且，对胃气的保护功效也很突出。

不过需要注意的是，如果本身没有血虚，还容易上火的女性朋友，就不太适合吃七枣汤了，否则可能会加重上火的情况。

气血最易“两虚”，如何自己判断？

在我跟着老师学医的时候，老师用一句古话很形象地形容了气血之间的关系：“血为气之母，气为血之帅”。这句话的意思就是：血是气的载体，并给气提供充分的营养，血虚则气虚；气是血的统帅，血液的化生、在脉中运行都依靠气的作用。

气血两者的关系如此密切，一损俱损，特别是对于女性朋友，很容易出现气血两虚的情况。

有的朋友会问，我怎么才能知道自己是气血两虚呢？我在这里教大家几个鉴别气血两虚的方法，这也是在临床上给患者朋友进行诊断的依据。中医讲究“望、闻、问、切”，后三项需要临床经验的支持，望诊是最直观的，也是最好掌握的。

望皮肤

气血两虚首先表现在皮肤的色泽上。正常的面色应该白里透红，富有光泽和弹性，反观气血亏虚的患者面色肯定是苍白的，因为气血不能上荣于面，特别是嘴唇周围，唇色黯淡无光，所以有些医生会根据唇色的变化判断患者是否贫血。

望眼睛

有人说眼睛是心灵的窗口，心主血脉，眼睛的颜色也反映了血脉的充盈与否。俗话说：“人老珠黄”，指的就是当你气血不足的时候，眼睛的颜色就变得浑浊发黄。举个简单的例子，有些女性朋友喜欢熬夜，中医认为熬夜特别伤血耗气，每次熬完夜之后，眼睛干涩，眼袋沉重，这都代表气血不足。

望头发

“发为血之余”，这句话就很好地概括了头发能反映气血是否充足。正常的发质应该乌黑柔顺，浓密亮泽；如果头发枯槁泛黄、开叉，抑或出现“少白头”的情况，都反映机体气血不足。

望耳朵

耳朵是人体的“信息胚”，和我们的五脏六腑相对应，气血充盈影响着脏腑的功能，所以耳朵也间接地反映了气血的情况。耳朵红润，耳垂肥厚柔软，摸着微微发热，说明气血充足；如果出现耳朵干涩，耳垂僵硬，抚摸冰凉，则机体气血不足。

以上这四点是常见的判断气血两虚的方法，非常简单，大家找面镜子就能自我判断了。如果你有气血两虚的情况，但不是很严重，想通过食疗来调理，怎么办呢？

给大家推荐一个小偏方——酸枣仁红豆桂圆汤，专门补气血，融合了红枣和桂圆的精华，看上去丰盈饱满，尝起来香甜可口，女性喝再适合不过了。对于需要补血补气的老人来说也有食疗的效果，是家中可以常备的一款汤。

推荐食谱：酸枣仁红豆桂圆汤

原材料：红豆 80 克，桂圆 10 颗，花生 30 克，核桃 10 颗，酸枣 10 颗，冰糖、红糖适量。

制作方法：红豆洗净，浸泡 4 小时，桂圆、酸枣、核桃、花生洗净备用；锅中加适量清水，放入红豆、酸枣、花生，大火烧开；放入桂圆、核桃，再次煮开，加冰糖、红糖，小火煮 1 小时，出锅即可享用。

酸枣具有安神养心的功效，女人若睡眠质量不佳，可食用酸枣汤调理；红豆、桂圆、酸枣既有补血养神的功能，还可加速身体新陈代谢，红豆和酸枣膳食纤维含量丰富，有降脂排水的功效，身体虚弱、贫血和有便秘问题的人非常适合食用。

打通经络，气血畅通，女人更美丽

既然女子养生如此依靠气血，那么怎么才能让气血旺盛呢？除了我们之前讲的食疗药膳方法，还需要让身体经络保持畅通。有句古话说得好：“户枢不蠹，流水不腐。”气血在体内运行通畅，女人才能越来越美丽。

气血的运行和人体经络密切相关，现代有很多女性朋友对经络有一种近乎蔑视的态度，认为中医讲的东西太玄乎，什么“气”“精”“经络”“穴位”，都是些比较虚的东西。其实并不是这样的，老祖宗的有些东西有几千年的历史，必然有它存在的道理，只是无法用现代的仪器手段测出来而已。

在出门诊的时候，经常会碰见这样的患者朋友。每当我向她们建议试一试传统中医治疗方法时，他们总是抱着怀疑的态度说：“韩大夫，这管用吗，要不我还是吃点药吧？”我就会非常肯定地告诉他：“这个比吃药还好使，又没什么不良反应，还省钱。”

有的患者朋友问过我一个很有意思的问题：“老是听说打通经脉，说的和武侠小说中描述的那样，到底有没有效？”

这个问题是这样理解，首先中医讲的疾病产生的原因比较常见的有两种，一种是外邪侵袭，另一种就是正气衰微。通过传统的治疗手法的变换，可以达到开阖补泻的治疗作用，加快人体的气血运行，调动人体的正气，则“正气存内，邪不可干”。

现代有个比较时髦的美容保健方法，各大美容养生馆里都在运用，就是用仪器在脸上按摩，其实就是从中医推拿学中演变而来的。在很早以前，宫廷的女子就用此法来永驻青春了。

从西方医学角度来看，这些传统的治疗手段主要是通过刺激末梢神经，促进血液、淋巴循环及组织间的代谢过程，以协调各组织、器官间的功能，使机能的新陈代谢水平有所提高。

如果你不习惯去美容院做按摩，或是家里也没有按摩仪器，那我教给大家一个疏通经脉的常用方法，这就是中医“八段锦”中的第一式——“两手托天理三焦”。

具体做法并不复杂，大家可以笔直地站立，微微地靠在墙上，五指相互交叉，掌心朝上慢慢托起，腰背部顺着墙壁向上拔伸，抬头挺胸，脚尖也随着微微踮起。按照上面的方法，每天晨起的时候做一次，可以疏通全身的气血经络，促使全身上下的气机通畅，血液布散，从而周身都得到元气和津液的滋养。

三阴交，女人补益阴血的保健要穴

女性朋友到了四五十岁绝经前后，因为卵巢功能减退和雌激素水平的下降，会迎来更年期，出现烦躁易怒、出汗多、心慌、发热等症状。

在临床上有个穴位和足三里并驾齐驱，享有“保健双穴”的美称，是女性朋友常用要穴，它有个很奇特的名字——三阴交。三阴交位于小腿内侧，足内踝尖上 3 寸（10 厘米）处，胫骨内侧缘后方。

三阴交作为十总穴之一，又称“妇科三阴交”，既可以健脾益血，又可以调肝补肾。阳辅外出则烦躁不安，阴居于内则神情内守，三阴通调滋阴润燥，可安神定志，帮助睡眠，对于女性更年期出现的各种症状有很好的疗效。

在去年三伏天的时候，我遇见过这样一位患者朋友，她是位

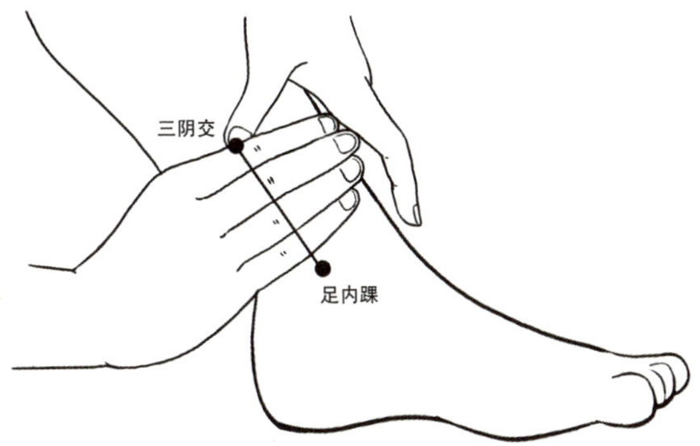

五十岁刚出头的中年女性，前两个月才停经。她丈夫带她来看病，自己都不愿意来。她的症状用她丈夫的话说就是典型的更年期，天天焦躁不安，动不动就破口大骂，全家人都让着她，但是孩子还小不懂事啊，所以在家里和孩子闹得厉害。

她一进来就坐在椅子上和我哭诉："韩大夫，也不知道怎么的了，这段时间就感觉莫名其妙的烦躁，见谁都不顺眼、不顺心，就想说人家两句心里才舒服。我也知道这样不太好，可是控制不住自己。"

我笑了笑，和她解释："你别着急，最近天气炎热，再加上你月经刚停，体内激素分泌调节有些失常，容易出现燥热的现象。由于燥热在心中积蓄，阳气格外的亢奋，阴气都被压抑得喘不过气来，内心自然就烦躁不安了。"

这种疾病既非器质上的病变，也非功能上的病变，在临床上很少用药物治疗，西医一般采用心理开导疗法多一些。在这里，中医的优势就体现出来了，这时候用推拿按摩疗法是再合适不过的了。

我让她躺在诊疗床上，先用轻柔的拍法让她全身心放松，等她全身肌肉不再紧绷，处于松弛状态的时候，就加上其他力度较重的推拿手法。记得非常清楚，我当时用指掐法按摩了她的三阴交穴，用大拇指的指尖对准三阴交穴，垂直用力，重重向下按揉，充分刺激到达肌肉组织的深层。

这时候这位患者小腿突然抽动了一下，说有一股酸、麻、胀、痛、热的感觉从下肢向上走窜。我连忙说："别害怕，要的就是这种感觉。"随后我又稍稍加大了力度，其强度应以患者朋友耐受为度，持续二十多秒后，逐渐松开，再用拇指的指腹轻揉三阴交穴的周围局部，如此反复操作，左右手交替进行，每次每侧穴按压五分钟左右。

按摩结束后，我交代她回去坚持每天按摩两次，在家可以坐在椅子上，用长柄的按摩锤锤击三阴交，这样比较方便，可以免去弯腰的紧迫感和劳累，每次锤 200 下左右，最好睡前进行，因为夜晚睡眠的时候是人体阴气运行最旺盛的时候。

这位患者朋友连续来复诊了一个月，回家也坚持锤击三阴交。最后一天，她们全家都来了，一进门就感谢我。特别是她的孩子，高兴极了，说："太感谢您了，不然全家人天天被我妈烦死了。"我笑道："应该的，现在是不是觉得全身放松啊，回家之后可以继续用我教你的方法锤击三阴交巩固治疗。"

祛寒保暖，双手震颤关元穴

大家有没有发现女性要比男性怕冷许多，特别是冬天，在办公室里经常可以看见女同事拿着各种各样的暖宝。有的女性朋友说："我就是膝盖和腰怕冷，一到冬天就感觉凉风往里灌，穿多厚的裤子都不管用。"

其实这是和女性的生理特点相关的，女子属阴，男子属阳，男子有肾阳的保护，对于寒邪有天生的抵抗力，而女子就不同，寒气同属阴，很容易对女子造成伤害。特别是气血本身就有所虚亏的女性，更是会出现手脚冰凉和畏寒怕冷的情况。怎么办呢？我教给大家一个祛寒保暖的方法。

关元穴属于任脉上的腧穴，它贵为先天之气海，是养生吐纳、吸气凝神的地方，古人称之为人身元阴元阳交关之处，老子称之为"玄之又玄，众妙之门"。作为临床上常用的强壮要穴，关元穴具有培元固本、补益下焦之功，对于元气虚衰导致的寒气凝结有明显的疗效。

关元穴位于脐下 3 寸（10 厘米）处，在肚脐下四指处取穴。

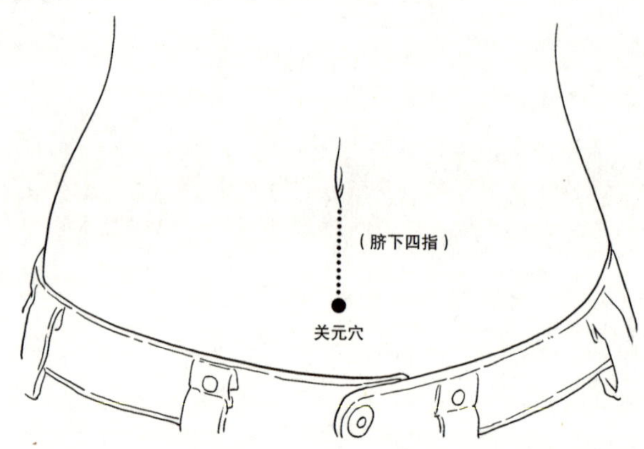

前段时间有一位年轻姑娘来找我看病，她这个月的月经推迟了一周都没有来，我首先给她化验了一个血孕酮排除怀孕，然后就耐心地询问。原来前段时间她的单位组织去海边玩，那天气温不是很高，海水还比较凉，因为刚下过雨，但是好不容易来一趟，为了不扫兴，她就硬着头皮下海了，回来之后就生病了。折腾了一周多，没想到月经也不来了。这就是典型的寒凝气滞导致的血行不畅，从而导致的闭经情况，可以通过按摩关元穴的方法驱寒保暖。

因为是第一次出现这种情况，我也没有给小姑娘用什么激素类的药物，就手把手地教她双手震颤按摩关元穴。这个方法简单有效，女性朋友们自己就可以操作，而且不受时间地点的限制，没事的时候就可以做一做。

操作方法：两手相互摩擦生热，当微微有些发烫的时候，将手掌心放在关元穴的位置，双手叠放，稍加压力，然后交叉之手快速、小幅度地上下推动。按揉时力度要适中，以局部出现酸胀感为佳。每天空闲没事的时候就做一次，每次不超过 15 分钟。

一周之后，这位小姑娘特别开心地来找我复诊，说月经已经来了，谢谢我教她的按摩方法。

说到这里，我特别想多说一句，很多时候我们改善健康的方法或许并不是只有靠医生、靠药物，一些简单的小方法，学会了就能达到改善身体的效果。只不过凡事贵在坚持，不可急于求成，只要你坚持去做了，相信一定会看到效果的。

睡前“小运动”，培补后天气血

一提到捏脊，很多做妈妈的女性朋友应该都很清楚，她们疑惑地说：“捏脊难道不是给小孩用的吗？我每次去儿科的时候，大夫总是给我推荐，怎么大人也可以做？”

答案是肯定的，腹为阴，背为阳，人体的脊背有一条重要的经络，在人体后背的正中间，称为督脉。又因为人体的后背本身是主阳的，它在人体脊背的正中，因此可称督脉为阳中之阳。

在背部脊柱两旁进行推拿按摩，可以调动机体阳气、起到调和阴阳、增强免疫力的功效。在《肘后备急方》中，对捏脊疗法就有具体记载：“拈起其脊骨皮，深取痛引之，从龟尾至顶乃止，未愈更为之。”

捏脊有补脾健胃、消食化气的作用，脾胃又被称为后天之本，是水谷精微的生化之源。通过捏拿女性的脊背，可以振奋督脉的阳气，推动全身气血的运行，调整全身的阴阳之气，从而达到治疗的目的，所以捏脊可以培补女性的后天气血。

捏脊具体做法是，首先俯卧在沙发或床上，让施术者从尾椎（相当于长强穴）开始，用双手食指（示指）的前两节平放在脊柱的两侧，先轻轻地向上推动一点，因为摩擦力，脊柱两侧的肌肤会被牵扯起来，用大拇指捏住，然后左右手交替进行，按照推、

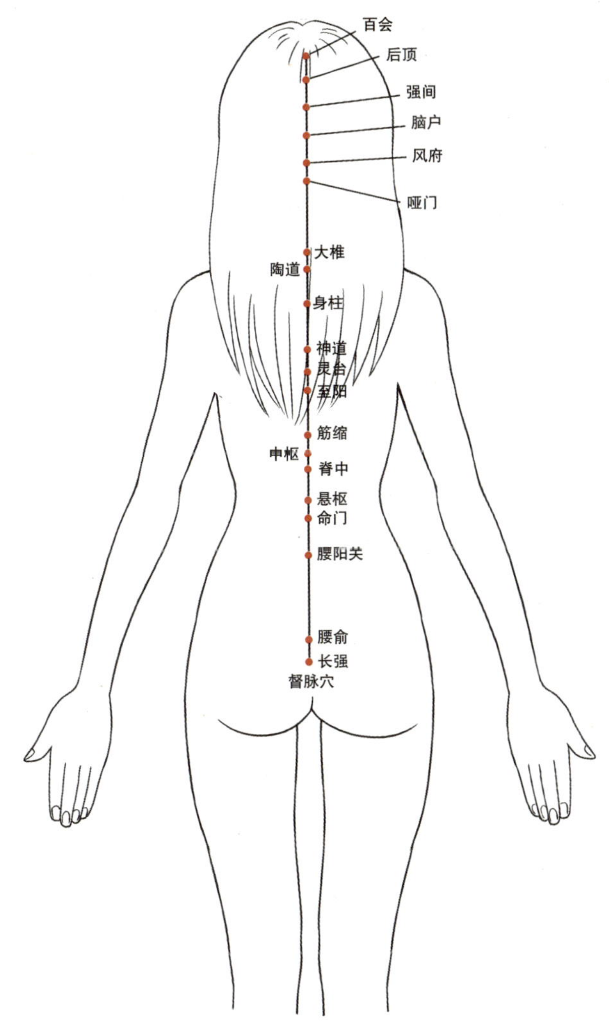

捏、捻、放、提的先后顺序，自下而上地拿捏，从尾椎下的长强穴向前捏拿至脊背上端的大椎穴（当低头时颈椎处有一个凸起较高的骨头，临床上称为第七颈椎。第七颈椎下有一个凹陷，这个凹陷的地方就是大椎穴）。

这样从尾椎拿捏到大椎算是捏一遍，捏脊的时候，可以根据自己的承受能力多次循环进行。捏脊的时候力度要轻柔，因为施术者不是医生，刚开始操作时手法还不熟练，所以有可能会出现疼痛的情况，这些都是正常的。

再教给广大读者一个小窍门，在捏脊的时候，中医讲究捏三提一来增强疗效，捏三提一就是在左右手交替提捏时，每三下就双手同时用力，提捏肌肤垂直向上运动，手法要快，操作熟练后会听见脊柱关节出现清脆的嘎嘣一声。这样最大幅度地提升机体捏脊的效果，更好地培补后天气血。

捏脊结束之后，大家可以喝一杯气血养颜茶，因为捏脊是通过调动人体的阳气来培补气血，捏脊完成之后，人体的阳气充分被利用，此时对于外在的进补吸收最佳。

你需要准备党参 5 克，枣仁、玫瑰花各 8 克，冰糖适量。然后将党参、枣仁、玫瑰花用开水冲泡 10 分钟之后，加入少许冰糖即可饮用。

党参可以补充元气，枣仁、玫瑰花养血调血。所以气血养颜茶特别适用于气血亏虚、机体失养的人群。

少说话，养好气血肤色靓

气血好的女人肤色更好，相信你一定也认同这句话。但是女人 30 岁之后，气血往往迅速衰弱，接踵而来的就是各种皮肤、精神和身体健康问题。除了饮食调理气血以外，我送给各位女性三个字“少说话”。

让大家少说话，是提醒大家脑子里要有这根弦，在不合时宜的时刻尽量不要说话。因为中医认为，气血之间是相互联系、相互依存的，其中气为血之帅，要养血就不能随意耗气，“多言耗气，静养安身”。“少说话”是一种生活的习惯，也是一种养生的智慧。

有一位作家曾经说过：“女人气质之美大于形体之美，形体之美大于容貌之美。”爱美之心人皆有之，很多女性常会用节食来保持体重，但是水谷之精是后天所养，缺少充分的食物来源，脾胃就无法正常运转，机体就像一辆没有加足油的汽车，在道路上行驶缓慢。

脾胃受损，升降功能失司，相当于交通枢纽出现功能障碍，不但会出现贫血的症状，还会加速机体衰老。其实女性节食不如在适当的时候少说话，闭口养神，这样不但能够减肥，还能养血。

估计广大的女性朋友会奇怪，为什么少说话还有养血减肥的功效？其实我们说话的时候主要靠气，例如一些气虚的朋友就少气懒言。人说话虽然靠喉咙中的声带发声，但是我们都会说声音洪亮的人中气足，就是这个原因。在我们十分疲劳的时候，就会称自己连说话的力气都没有了，这些都说明说话需要耗气。

气能生血，又能行血，还能摄血，保证血在脉道之内流淌。中医认为“寡言语以养气，多言则气乏”，所以女性朋友要想养好血，就要知道在什么时候安安静静少说话。在这里，介绍一些寡言养血的方法给大家。

首先，走路时莫言语。因为在行走时，本身就需要消耗“气”，边走路边说话就进一步加重了对“气”的消耗，这是中医养生中最忌讳的，中医认为“行语令人失气”。我们很多女性朋友喜欢结伴逛街，一边走一边说说笑笑，这是非常不提倡的，因为这样不仅让你感觉非常劳累，还很容易耗气。

其次，在吃饭的时候莫说话。古代就有“食不言”的说法，吃饭的时候，机体为了消化食物，大部分的气血都聚集在脾胃处。这时候说话不仅耗气，而且大脑会和脾胃争夺气血，增加消化的负担，令水谷精微化生受阻，气血缺少化生之源，很容易就导致血虚。

最后，要介绍的就是“寝不语”。上床躺着睡觉的时候，就不要说话了。有些女性朋友喜欢夜聊，认为夜聊可以增进情感，殊不知“五脏如钟磬，不悬则不可发声”。经常躺在床上夜聊，五脏之气就会受损，影响机体的正常新陈代谢，有损健康。

关于“安安静静少说话”，中医还有很多说法，例如在冬季刮大风的时候，千万不要张口说话，因为“触冷而开口大语则伤血耗气”。女性朋友以血为贵，天生就需要养血，而气血同源，这些都反映在生活中的点点滴滴。女人只有细心地关爱自己，生命才能更加美丽动人。

经期后服八珍汤，老辈人的传统

经、带、胎、产，关乎女性一生的健康，其中“经”排在首位。女性以血为本，月经期间会流失一部分血液，中医认为，血与气之间关系密切，两者相互依存，相互影响，凡伤于血者，必损其气。

真气、正气又是人体自身调节功能的基本，所以当月经异常时，反映到身体上往往是十分严重的症状，例如痛经、贫血、乏力、虚脱等。

女性的月经应当如何调理，早在几千年前，老祖宗就给我们提出了治疗原则——“从血论治”，强调在女性的经后需要营养和补血，这点是不容忽视的。只有重视这些问题，才可以更好地保证女性的身体健康。

针对女性月经后调补的方子有千百种，其中八珍汤是古代宫廷贵族女性常用的方子，随着生活条件的富裕，逐渐成为平常百姓女子经后食用的传统，后期因为历史的变革，又渐渐被人们所遗忘。

为什么八珍汤能够成为女性月经后的传统进补饮食，这是由八珍汤的具体功效决定的。八珍汤在中药方剂里被誉为“气血双补”的代表方，其实它是由两个方子组合而成，补气的代表方——四君子汤和补血调血的代表方——四物汤，具体是由人参、茯苓、白术、甘草、当归、白芍、川芎、熟地黄等八味药组成，这就是中医方剂中典型的“一加一大于二”的配伍方式，调和脾胃，有生化气血之功用。

有些读者朋友会问，难道每回月经结束之后就熬中药吃啊？大家都知道中药的味道非常苦涩，有些女性朋友本身就对中药非常抵触，让她每月喝一回中药，肯定不太现实，所以推荐一个“八珍汤”的食疗方给大家——“八珍乌骨鸡汤”。

从八珍汤的药物组成就可以看出，大部分药物都是药食同源的。例如白术、甘草、当归、白芍等药物味甘，可以给汤汁增添甘甜的滋味，不会出现难以入口的情况，并且中药的药味会进一步掩盖乌骨鸡本身的土腥味，使汤汁醇厚甜美。

为什么八珍汤熬成中药汤剂的时候那么难喝，放到乌骨鸡汤里就不一样呢？这是和我们后文要介绍的药物用量和配比有关系的。像之前介绍的白术、甘草、当归、白芍可以各用 10 克，或稍微多一些；而补气之首药——人参（现在一般用党参代替），可以根据自身的气虚乏力的情况进行增减；熟地黄、川芎等药物相对苦涩，可以少用，减少中药带来的异味。

推荐食谱：八珍乌骨鸡汤

原材料：白术、甘草、当归、白芍各 10 克，人参 5 片，茯苓、熟地黄、川芎各 5 克，生姜、大枣少许，乌骨鸡一只。

制作方法：选取乌骨鸡一只，切成小块状放在清水中浸泡 30 分钟左右，去除血水，同时将中药材放入清水中浸泡 30 分钟，清洗干净后用纱布包好备用；锅中放入充足的冷水，然后放入乌骨鸡，待水烧开之后焯一遍，鸡肉稍微变色即刻捞出沥干，撇去血沫；然后将乌骨鸡放入砂锅之中，放入之前备好的中药材包，加入适量的开水，少量食盐，盖上锅盖，小火炖煮两小时左右开锅，去除中药材包即可食用。

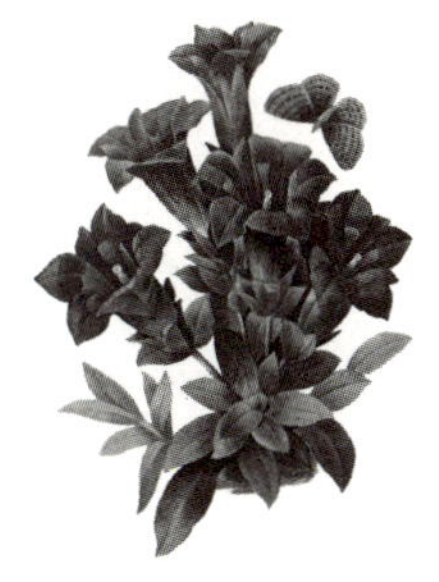

03

Chapter

调脾胃，脾胃好的女人病不找

中医历来都十分重视脾胃，认为它是后天之本，是强壮身体、治疗疾病的重要环节。如果女人的脾胃不好，就会提前衰老、百病丛生。女人皮肤和头发发黄、身材走样、精神萎靡，其实都是因为脾虚所致。所以，女人要养生，调理脾胃和养气血一样重要。

脾胃是水谷生化之源；后天之本

广大读者朋友们也许和我一样，都有过这种感受，年轻时候吃火锅自助，吃多少肉都不在话下。现如今随着年龄的增长，食量越来越小，可能吃不了太多就已经有了饱腹感。

是我们的脾胃容量变小了吗，是我们的胃口变刁钻了吗？都不是，其实是随着年龄的增长，我们脾胃的消化功能逐渐衰退了。

脾胃被比喻为“水谷生化之源”，共同承担着人这一生的食物消化的重任，从而滋养全身，故称脾胃为“后天之本”。平时，食物在我们的口腔里被充分咀嚼，形成食流经过食道到达脾胃部。

在脾胃里，由脾胃酸、消化酶（脾胃蛋白酶）、黏液（主要保护脾胃黏膜不受到上两种物质的侵害）组成的消化液对食物进行腐熟，再加上脾胃的蠕动对食物进行搅拌混合，将大块食物研磨成小块（又称为物理消化），并将食物中的大分子降解成较小的分子（又称为化学消化），以便于进一步被吸收。

随着年龄的增长，脾胃的功能逐渐衰退，吃的东西越来越少，而人体需要的营养物质却没有变少，在摄入不足而需求不变的状态下，人体机能呈现出一种衰退的现象。所以，如何保养好脾胃，打造年轻健康的脾胃，也是养生的关键所在。

如何保养脾胃，确实需要花一番心思才行。几年前，我身边就有同学患上胃溃疡，好在不严重，但每逢发作时是真难受。看完医生之后，吃了一个多月药，总算痊愈。当时医生对他说的一句话让他至今印象深刻——“善治不如善养”。

关于脾胃的保养，我最想对女性朋友们说的就是一定要做到饮食规律。人是有生物钟的，其实我们的肠胃又何尝不是呢？三餐要尽量定时，这样你的肠胃才会感到舒服。在临床上，很多人患了老胃病的一个原因就在于三餐不规律。

一方面，有的朋友一忙可能就忘记了吃早餐，或是简单对付吃一点午餐、晚餐；另一方面，还有的朋友吃饭没个准点儿，饿了就吃，不饿就不吃，其实这也伤害脾胃。

另外，对于女性朋友，我格外提醒两点：一是早起要喝杯温开水，另一个是要注重胃部的保暖。

早起刷过牙，喝杯温开水，可以湿润口腔、食管、脾胃黏膜，冲刷附着于黏膜的黏液和胆汁，促进脾胃肠蠕动，为进餐做好准备。但不宜过多饮水，约 100 毫升即可，以免冲淡脾胃酸，影响消化。不宜喝凉水，以免对脾胃部造成刺激。还可以练习叩齿 100 下，或张嘴、舌尖抵住前腭（上牙堂前部），有助于唾液分泌，而唾液中含有的淀粉酶可助消化。

然后就是保暖。有些犯脾胃病的女性朋友经常随身拿个热水袋，即使是夏天也不例外，这是为什么呢？当脾胃部出现不适的症状时，就用热水袋放在腹部，用手按顺时针方向抚摸脾胃部，就会缓解脾胃痛、脾胃胀、反酸等症状。

脾胃是我们的“后天生化之源”，只有好好地养脾胃，才能延缓生命的衰老，拥有一个健康的脾胃也能让我们活得年轻，活得潇洒，活得精彩。

女人的胎孕生产，都与脾胃密切相关

一般认为，女人的胎孕生产和生殖系统有关系，却没听说过和脾胃有什么联系，其实并不是这样的。

脾胃的主要功能是运化水谷精微，后天的营养物质要通过脾胃的运化作用才能在机体运行输布，才能被机体利用，才能提供足够的能量用来孕育胎儿。因此，胎儿的健康发育和成长自然也离不开母体脾胃的作用。

当脾胃功能低下，母体的营养跟不上，就会影响胎儿的正常发育，出现生长迟缓的现象，严重的话甚至出现胎儿停止发育而流产的情况。水液的运行输布也依靠脾胃的作用，脾胃失常，很容易导致羊水过多或过少，羊水是胎儿成长的培养基，从而影响胎儿的发育。

另外，脾主肌肉，肌肉的收缩作用、韧带的悬挂作用都和脾气密切相关。胎儿在子宫内发育成长，给子宫和腹部造成的重力作用越来越大，若孕妇脾胃虚弱，脾气不足，就很难维系胎儿的重量；若子宫下坠得严重，就很容易出现出血、腹痛的症状。所以大月份的流产大多数和脾胃的功能虚弱有关系。

曾经有个患者朋友给我留下了很深刻的印象，她是个公司的白领，大学毕业的时候就在北京打拼，也挺不容易的，年近三十了才谈婚论嫁，因为年龄不小了，所以家里就催着要孩子。

没想到问题来了，在五年之内，这位朋友怀孕了 3 次，但是胎儿都在 3 个月左右时，出现胎停育而流产。夫妻二人也挺着急的，去了好多家医院检查，都未发现问题，被诊断为是习惯性流产。这位患者朋友也不敢告诉家长，后来经过多方打听就找到了我。

这次她又怀孕 3 个月了，又出现了不好的症状，早起怕冷，下腹部坠胀感强烈，且阴道有少量的出血。这次小夫妻俩紧张得不得了，连忙到医院里来保胎，除了上述的这些症状之外，她还有强烈的孕吐反应，恶心、呕吐的症状较重。

我当时就诊断她是脾胃虚寒，波及肾阳导致的流产。受孕主要是依靠先天肾气的充足，而胎儿在子宫内的发育成长，则需要后天水谷精微滋养的辅助。所以在临床上就有“小月份流产责之肾虚，大月份流产责之脾虚”的说法。

这位患者基本上是到了孕 3 个月的时候才出现问题，其实是和她脾胃虚弱密切相关的。在怀孕 3 个月的时候，胎儿生长迅速，但是母体本身产生的养分根本无法给胎儿提供充足的养分，于是就出现了胎停育的现象。

于是我就以“补脾健胃、安胎止血”为法给她用了一段时间的中药调理，中途根据症状略微调整了一下方子。经过这样的调理，这位女性朋友不仅胃口好了，而且最重要的是，胎儿发育得越来越健康，后来我就给她停了药。过了大半年，我收到她给我发来的信息，果然生下了一个健康的宝宝。

中医就是这么奇妙无穷，孕育胎儿本身应该属于妇科的问题，居然还和内科的病因、病机密切相关。其实这就是中医三大治疗原则之一，也是辨证论治所强调的：只要找到了疾病的根基所在，也就药到病除了。

脾虚的女人老得快，从哪儿看出你脾虚？

前面讲了很多关于脾虚的女人老得快的话题，这节内容我们就探讨一下女性朋友脾虚的症状。

首先介绍给大家最容易的辨别方法就是看面色，我们之前讲过，女人 35 岁，阳明脉开始衰败，会出现“五七阳明脉衰，面始焦，发始堕”的现象。这句话中的阳明脉说的就是脾胃之经，所以脾胃虚衰首先就表现在头面部。

“脾主土，在色为黄”，所以脾虚最明显的表现就是脸色呈萎黄色，并伴随头发的枯槁。有些脾虚的女性可以明显感觉到头发泛黄。还有的女性朋友经常会抱怨说：“我的头发老是糙不拉叽的，就和染过色一样。”其实这就是脾虚导致的头发枯黄，正常人的头发应该是乌黑发亮的。

要想改变面部和头发萎黄枯槁，可以从饮食入手，推荐给大家一种比较常见的食物，那就是黑芝麻。黑芝麻中富含油脂，被人体吸收之后具有濡养皮肤的作用，黑芝麻具有乌发的功效，经常被用来改善发质，这主要是和它具有健脾补肾的功效有关。

大家可以在炒菜或蒸饭、打豆浆的时候放上一些芝麻，长期吃效果还是不错的。

脾虚的女性还有一个显著的特点，就是肌肉松弛。这主要是因为 “脾主肌肉” 这一点所致，从中医的理解来讲，脾有一个主要功能就是保持身体肌肉和筋脉张弛有力。

正常的、健康的女性身材看起来应该是饱满挺直的，而脾虚的时候，整个人给人的感觉就是松松垮垮的，特别是脸部、腹部、臀部这些地方。如果身体出现松弛的感觉，一定要警惕脾气是否已经虚损了。

从西医的角度来说，肌肉是肌纤维组成的，而肌纤维大部分是蛋白质，所以在肌肉出现松弛时，补充蛋白质就非常重要了。中医认为“以形补形”，适当地吃一些补脾健胃的肉食，不但可以补充足够的蛋白质，还能提升机体的抵抗力，例如牛肉、鸡蛋清就是很好的食品。

再则判断脾虚的症状就是“少气懒言”，脾气旺盛的时候，思维敏捷，说话的语速通常也要快一些，办起事情来雷厉风行。

可有些时候你会发现有些朋友在工作的时候总是“慢吞吞”，也不爱说话，其实并不是能力的问题，而是身体出现了毛病。脾的另外一项重要的功能就是“升清降浊”，头部位于人体的最上部，要保持大脑的清醒状态就需要充足的血液供养，脾气在这时候就扮演重要的作用，通过升血、泵血的功效保证大脑的血液所需。

还有些女性朋友在吃完饭后容易犯困，也不愿意说话。这就是因为机体的血液大部分都供给胃肠道进行消化了，脾气完全用到消化功能上，没有其他的余力进行“升清降浊”，所以饭后就出现“浑浑噩噩”的现象。

想通过饮食来改善“少气懒言”的症状，要注意时机，仅仅选对了食物，而没有选对时机，不但没有功效，还会弄巧成拙。对于脾气虚的朋友，可以选用茯苓、白术、党参、枸杞子等中药材泡水喝，最好是在空腹的时候服用，请勿在饭后服用。有些女性朋友有个习惯，就是在吃完饭后，泡一杯茶，坐在椅子上悠悠地喝着茶，闭目养神，然而这会进一步加重脾胃的负担，起到相反的效果。

最后要说的就是脾气虚时在神志方面的表现，俗话说“忧思伤脾”。有个很典型的例子，大家对照一下就清楚了，就是《红楼梦》中的林黛玉，她就是典型的脾气虚衰的“患者”。

正如《景岳全书》中所说的，“思本乎心，经日心怵惕思虑则伤神”。脾气虚衰的女性常常郁郁寡欢，情绪抑郁，整天悲春伤秋，总感觉没什么愉快的事情。

这可能是长期脾气虚衰导致的，从而影响神志。治疗这样的病症，最主要的方法是以开导心情为主，如果非要选用一些补脾的食物，最好是一些颜色鲜艳、味道刺激的瓜果，疗效甚佳，例如酸柠檬、火龙果等。

内伤脾胃，百病由生，肥胖女性多脾虚

“内伤脾胃，百病由生”，其实是金元四大家之一李东垣在《脾胃论》中提出来的观点。“脾全借胃土平和，则有所受而生荣，周身四肢皆旺，十二神守职，皮毛固密，筋骨柔和，九窍通利，外邪不能侮也”，这句话的意思就是脾胃为后天之本，气血生化之源，脾胃内伤，则气血化生不足，气虚血亏则不能维持机体正常的生理活动，不能御邪于外。

其实说到脾胃，我总是喜欢和大家提一句“病从口入”。现代女性的饮食习惯非常不好，在以前因为经济条件有限，经常吃不饱，然而现在物质水平提高了许多，但又出现了暴饮暴食的情况，特别不注意饮食结构。

例如，现代人口味偏重，嗜食肥甘厚腻、辛辣之品。有些女性朋友虽然嘴上说着要减肥，但是从来不控制自己的饮食，四川火锅、麻辣烫、西式快餐等重口味的食物吃个不停，久而久之脾胃不堪重负，就会出现虚弱的症状。

为什么会说肥胖的女性多脾虚呢，一方面是因为饮食习惯导致的脾胃损伤，另一方面是因为“肥人多痰湿，湿困脾土”。中医认为脾喜燥恶湿，这和脾的主要生理功能——“运化水湿”密切相关。脾属阴，胃属阳，痰湿之邪最易耗伤脾阳，所以肥胖的女性朋友多脾虚。对于这类痰湿肥胖且脾虚的朋友来说，有个明显的症状就是嗜睡，严重者在睡觉的时候会出现“流哈喇子”的症状。

曾经有个患者朋友来我这里看病，看她体型肥胖，特别是腰腹部，整个人的肉好像堆积在上面，显得特别难看，都快影响她行走了。这次她来并不是因为肥胖，用她的话说就是已经结婚生完孩子了，无所谓了，所以平时就胡吃海喝的。

其实并不是这样的，肥胖是很多疾病的诱因，生完孩子或上了岁数的女性朋友千万不要有这种“无所谓”的想法。

她这次来找我看病是因为老是觉得疲乏，浑身上下没力气，睡不醒，并且醒来之后，发现枕巾湿了一片，两三天就得换洗一次。这就是典型的肥胖型脾虚症状，我当时一边给她把脉，一边非常严厉地教育她：“一定要把身形保持好，不能这么胖，你现在才三十多岁，还年轻，所以没什么大毛病，等到了四五十岁，高血压、糖尿病就全来了。”

“你的脾太虚了，一定要在饮食上有所控制，而且你现在出现的这些症状也和肥胖密切相关，可别老不当回事。”当时这位患者朋友听完也挺不好意思，连声说：“是是是……”

我给她先用了一些行气补脾的药物，并且给她制订了详细的饮食方案，其实只要把饮食控制住，再加上适量的运动，配合药物的治疗，这些脾虚的症状就会消失。经过一年多的调理，这位患者朋友不但睡觉流口水的症状消失了，体型也不像原来那么胖了，感觉都年轻了好几岁，还在微信里时常感谢我的医治。

其实脾虚型肥胖也可以理解为“虚胖”，这样的人浑身没力气，不像那些真正“实胖”的人有精神。肥胖本身虽然不是病，但却是诱发心脑血管疾病、代谢疾病，甚至是癌症的根源之一，所以各位朋友务必要重视起来。

心情不好没胃口，多因忧思伤脾

中医里所说的五脏“肝、心、脾、肺、肾”，和五情“怒、喜、忧（思）、悲、恐（惊）”一一对应。很多时候我会和患者朋友解释说是情绪（志）致病，只要保持心情舒畅，很多身体上的症状自然而然就会消失。

对于女性朋友来说，心思总会多一些，有些女人心里不能放一丁点儿事情，不然就会成天愁眉苦脸，忧郁成疾。

或许你不知道，忧思对身体最直接的伤害就是耗伤脾胃，让人的食欲下降，进食量减少必然导致机体营养不足，进一步导致脾胃虚弱，久而久之就形成恶性循环。

一说到忧思伤脾，我想起我们医院有个挺可爱的小护士。她二十岁刚出头的样子，近段时间可能值夜班的次数多了，她总感觉胃脘部有个东西堵着，特别不舒服，打个饱嗝或叹一口气才缓解一些。

她成天觉得自己这有毛病，那有毛病，这不敢吃，那不敢吃的，每天的饮食特别注意，仅喝点热稀饭，稍微有些刺激的食物都不吃，饭量也小得可怜。有一次她和我们一起在食堂吃饭，我们看她就吃这么少，很多都浪费了。我就关心地问："怎么吃得这么少，减肥啊？"她无奈地笑了笑说："吃不下啊，总感觉胃里有个东西堵着，在考虑要不要做胃镜看看。"

因为都是从事医学的，知道做胃镜很难受，所以她也就一直没有勇气去检查。我就和她开玩笑道："用不用给你开两副中药喝喝？""不用了，吃了两个月的胃动力药，也不见好，不会是长什么东西了吧？"

听她这么说，我就知道她怀疑自己得肿瘤了，就宽慰她："不会的，你那么年轻，长东西的概率不大，别自己吓自己了。"

又过了两个礼拜，她整天茶饭不思的，终于下定决心要去做胃镜了。胃镜的结果出来显示什么问题都没有，可能就是功能性的障碍，消化科医生只给她开了一些中成药。

中午吃饭的时候看见她乐呵呵的，整个人的感觉都不一样，神采奕奕的，看见她打了不少的菜，就和她打趣道："没事啦，这下放心了吧。"她也不好意思地说："都是给吓得，害我这些天茶饭不思的，没想到什么事情都没有，做完胃镜之后感觉立马好了。"

从小护士的经历可以看出，有些时候只是情绪的变化导致的不适症状，其实并没有什么实质性的问题，所以我们也要保持一份积极快乐的心情，才能健健康康地生活。

如果在生活中你遇到了一些麻烦的事情，若是你一味沉溺其中，成天忧心忡忡的，这不但于事态本身无法应对，结果还会拖累你的健康，想想看，这么做有多不划算？

所以，我希望每位女性朋友，不要为了已经发生的事情而过分忧伤，也不要为没有发生的事情而过分担心。这些不好的情绪会直接影响你的胃口，导致脾胃受到伤害。生活本来就是五颜六色的，“酸甜苦辣咸”我们都要学会接受，只有这样才能让自己更开心、更幸福和更健康。

鼻头长痘，其实是身体里这个地方火大了

我们平时老是说自己上火了，其实在中医里大部分都是指"胃火旺盛"，胃火旺盛其实是中医里说的一种证候，在身体上会有很多种表现。

女性朋友在养生方面要特别注意胃火旺盛，因为它其中的一个典型症状就是鼻头长痘，这里所说的"痘"，并不是平时所说的青春痘，它相当于比较轻微的痈毒。有些女性朋友的鼻头部位经常会出现红疙瘩，开始是一个小红点，然后范围随着炎症发展慢慢地扩大，稍微凸起皮肤，但是没有脓头，很难破溃，并且伴随着强烈的疼痛。

这种鼻头部位的痘痘，不像头面部其他部位的痘痘容易痊愈，一般都要迁延两周以上。有些时候用手指触摸，能明显感觉到波动感，就是里面已经成脓，但是表面的皮太厚，颜色都由红色变成暗黑色，但还是无法破溃排出脓液。

这就是典型的胃火旺盛导致的，鼻子能反映人体的多种健康问题。鼻子的每个部位都与五脏六腑一一对应，鼻尖部刚好对应着胃部，所以当胃火旺盛的时候，在鼻头处就会有所显现。轻者出现“酒渣鼻”，重者出现之前说的“脓疮”。

胃火旺盛的女性朋友还会出现一个典型的症状——“消谷善饥”，意思就是吃完东西之后很快就感觉到饥饿。这是因为胃火过于旺盛，刺激胃酸分泌过多，对于食物的腐熟也就加快了速度，食物腐熟过后形成食糜，迅速排空，胃部空虚，受到胃酸刺激，所以就很容易感受到饥饿。

胃火旺盛最佳的治疗手段是从饮食控制入手，因为胃火大部分是由饮食导致的。现代很多女性朋友特别喜欢吃火锅、麻辣香锅、炸鸡等辛辣油炸食物，这些都是导致胃火旺盛的导火索。广大的读者朋友有没有同感，有些时候感觉自己“上火”，就是在出去胡吃海喝了一顿之后出现的，所以从饮食方面控制，可以很好地缓解胃火旺盛。

首先，需要忌食辛辣等肥甘厚腻之品，去除胃火的来源，相当于釜底抽薪，这些食品相当于烧火用的木材，如果单单使用药物压制胃火，而对饮食不加控制，胃里的这把“火”会越烧越旺。

其次，可以食用一些阴性滋润的食物，例如百合、老鸭汤、莲子等，这些食物相当于灭火用的“水”，能够很好地抑制胃火。

还有一个好办法，就是要养成喝水的好习惯，有一个词形容女性，称为“柔情似水”，这说明女性和水是分不开的。女性朋友要想有一个美好的容颜，就需要时刻注意补水，一天至少要喝

“四杯水”。晨起一杯温开水，上下午各一杯，晚上再来一杯，这样就可以通过排泄的方式使“胃火”有出路，使“火”随“汗”、“尿”而解了。

平时我们在生活中也会利用一些菜肴来去胃火，其中苦瓜就是众所周知的一道，这和中医中所说的“苦口良药”有异曲同工之处。苦瓜是大苦大寒之品，主要的功效就是去胃火，对于一些由于饮食辛辣引起的胃火旺盛有很好的疗效，但是对于虚火并无作用，所以在食用的时候要稍加鉴别。

为了最大限度地保持苦瓜原有的味道和泻胃火的功效，向大家推荐一道菜肴——凉拌苦瓜。每次出去吃火锅或烧烤的时候，我都习惯性地点一道凉拌苦瓜，这样不但能够解油腻，还能预防胃火旺盛、长痘、咽干等症状。

食物健脾胃，最直接有效的途径

每次讲到五脏六腑的养护，我都要特别提到脾胃，因为脾胃和其他脏腑不一样，它是人体的消化器官，五谷食物进入人体之后，最先和脾胃接触，需要脾胃的运化，才能转化为水谷精微输布全身，给正常的生理活动提供能量。

为什么说食物健脾胃是最直接有效的途径呢？虽然药物的治疗能起到一定的作用，但是药物也需要通过脾胃才能分解，被机体吸收之后才能发挥药性，所以吃药进一步加重了脾胃的负担，有可能进一步引起脾胃的损伤。特别是现在的药物有胶囊、片剂等，大多数都是坚硬或难以通过胃蠕动消化的，在胃部受腐熟的时候会刺激胃黏膜，产生非常不适的症状，有些患者朋友不用药还好，一用药就觉得胃疼。

有一位 70 多岁的阿姨之前出去旅游了一次，岁数大了再加上旅途的劳累奔波，没有休息好，老是觉得气短乏力，胃部隐隐作痛，还老是往上反酸水。做了个 B 超检查也没发现什么问题，基本排除肿瘤的可能性。

一位门诊医生给这位阿姨开了一周的中药，让她回去喝，当时感觉这是个比较小的疾病，也不怎么严重，就是一些脾胃功能失常的症状，喝一周中药应该就差不多了。没想到没两天这位大妈就来找我了。

原来那位医生开的中药，这位阿姨完全喝不进去，一喝就有强烈的反应，感觉特别不舒服，喝了两次中药，每次都觉得腹部胀满不适，用手在腹部按摩一阵子就“哇哇”地将中药全都呕吐了出来。

方子我看了，其实是没有问题的，问题可能是药物对老人胃部的刺激导致的，我当时立马就建议她把所有药都停了。阿姨一听就犯难了，说：“韩大夫，我不吃药，病怎么能好啊，能不能换一种再试试啊？”

“没有必要再折腾一次胃了，胃部本来就不舒服，被药物刺激了一次，所以才有这么大的反应，其实脾胃的虚弱，饮食是最好的药物。”我和这位阿姨解释道。阿姨听着半信半疑，我一边给阿姨把脉，一边制订饮食疗法。

我让阿姨每顿的饮食不要太多，控制在平时量的百分之七八十左右。早饭以容易消化的荞麦面包为主，中午和晚上以绿色蔬菜为主，搭配少量的荤菜，平时可以吃一些山楂之类的小零食。晚餐可以稍微晚一些，睡前两小时之内禁止进食，即使肚子饥饿，也不要轻易地吃东西，因为在睡觉的时候，脾胃功能停息，才能更好地恢复。“饥饿疗法”也是常用的健脾胃方法之一。

通过一段时间的饮食调理，这位阿姨感觉好多了，并成为我的忠实“粉丝”，每次见到我都会夸我教给她的饮食疗法有效。养生先养胃，食物健脾胃，是最直接有效的途径。

分享这个例子，并不是想说我的手法有多高明，只是希望各位女性朋友在脾胃养护时，要根据自身情况。如果不适合吃中药，也可以考虑通过食疗药膳的方法来改善，并且还可以自学一些按摩手法，对于不太严重的脾胃疾病，都是可以起到改善或完全治愈的效果。

山药，健脾固肾防肥胖

山药在北方的菜系中经常看见，在南方少见。山药不仅是食物，也是常用的一味中药，例如千古名方——六味地黄丸，就用到了山药。

山药的药用价值在《本草纲目》中就有明确记载："益肾气、健脾胃、止泻痢、化痰涎、润皮毛。"山药既是山中之药，又是食中之药，它不但在中药中运用广泛，还是我们常用的保健食品。

有些大夫对山药的运用有偏爱，我就是其中的一位。在临床上，对于大多数湿邪困脾的患者朋友，特别是针对女性患者朋友，开中草药处方的时候，我都会用上一味山药。有些是取山药的健中补虚作用，用来增强体质，有些是取山药的健脾利湿的作用，预防肥胖的出现。

药食同源，既然山药在药方里能够给我们带来这么多的好处，是不是我们平时适当地多吃一些，也能起到有益健康的效果呢？答案是肯定的。

首先最为重要的功效就是我们说的健脾固肾的功效。比如很多人由于脾虚引起的大便溏稀、腹泻，吃蒸山药就有很好的改善功效。山药入脾、肺、肾三经，其所含的能够分解淀粉的淀粉糖化酶，是萝卜中含量的3倍之多，有促进消化的作用，有利于改善脾胃消化吸收的功能。山药非常营养，大人、小孩都可以食用。

除了健脾祛湿以外，山药还有一种特殊的功效，很多人都不知道，那就是预防肥胖的发生。那是因为山药中富含的淀粉和纤维素会增加饱腹感，会减少人体的食欲，从而也减少了对一些高热量食物的摄入。山药中的纤维素是粪便形成的原料之一，可以有效地促进胃肠蠕动功能，减少胃肠道对于脂肪的吸收，有助于减肥。

再说说山药中的特殊物质——黏蛋白，黏蛋白是一种多糖蛋白质，能够有效地防止脂肪在心血管上的沉积，有效地保护血管壁的弹性，预防动脉粥样硬化斑块的形成。这样的保健功效，不但可以给人的外形减肥，还能给人体的重要脏器减肥。

推荐食谱：山药卷

原材料：山药500克，火腿肠3根，酸萝卜、酸黄瓜适量。

制作方法：首先将山药洗干净，去皮，放入蒸锅中大火蒸制20分钟；蒸熟以后取出放到一次性保鲜袋里，用擀面杖将棍状的山药擀成山药泥；然后将平整的保鲜袋的四边剪开，去除保鲜袋的上面一层，将铺展开的山药中间放上切成细丝状的酸萝卜、酸黄瓜、火腿肠；再用做寿司的工具竹帘辅助将山药泥卷起来，放入冰箱中静止 10 分钟；最后打开保鲜袋的外面一层，放在案板上，拿刀蘸了水之后切成一小段一小段的，和寿司大小一样即可。

温润护脾，糯米粥一年四季都适宜

我们前面提到过，脾属阴，胃属阳，脾阳易受损伤，所以护脾之法以温润为主，比较有效的食物是我们平时常吃的糯米粥。

中医典籍《本草经疏论》里对糯米的养生保健作用做了充分地说明：“补脾胃、益肺气之谷。脾胃得利，则中自温；温能养气，气顺则身自多热，脾肺虚寒者宜之。”糯米在几千年前即被中医当成药物来食用，糯米具有补中益气、健脾养胃的作用，用来治疗脾胃虚寒导致的嗳气反酸、食欲下降等症状，特别适合大病初愈或产后妇人食用。

糯米适合煮成热稀粥食用，在古代称为糜粥自养，不仅具有丰富的营养，还容易消化吸收，温润护脾。糯米之所以会有这样的美誉，其实和它作为中药的功效有很大的关系。

中药学中认为糯米性温，味甘，具有温阳暖胃、补脾止泻、通利小便的功效，长期食用还可以益气健体。在临床上，糯米粥是我经常给患者朋友推荐的药膳之一，因为“粥者缓也”，药效作用微弱，可以慢慢地调节机体的状态，而不像药物一样具有强效的作用。这种调养的方法，既能预防脾胃虚弱，又不会导致机体出现重大的损伤。

说到糯米，不得不说的就是现在市场上出现了很多糯米制品，有糯米糕、八宝粥等，其实大多数的糯米制品都会为了迎合消费者的口感，加了一些添加剂，例如白糖、牛奶、甜味剂等。并不是所有的糯米制品都是符合脾胃虚寒的患者朋友食用的，所以在购买的时候一定要小心谨慎。选购糯米时要看外包装上的原料组成，特别是如果添加了一些凉性的添加剂，就不要食用了，例如莲子、菊花之类。因为本身脾胃虚寒的人，额外地摄入寒凉之物，会让你的寒凉加重，还会增加机体的负担，从而起到反作用，这就得不偿失了。

其实喝热的糯米粥是最安全可靠的，糯米热食效果较佳，又能获得良好的口感，何乐而不为呢。

我在临床上出门诊时经常将糯米粥推荐给女性朋友们，特别是那些产后恢复期的女性，尤其是剖宫产的产妇。因为剖宫产后产妇一般体质比较虚弱，又不能立马进食大补之品，需要吃一段时间的半流食，糯米粥就是很好的选择。

糯米粥一年四季都适合食用，哪里都有卖，没有什么时间和地域的限制，制作方法简单，很容易就能熬出一锅香喷喷的糯米粥。它不仅能让脾胃虚寒者胃口大开，而且具有暖脾健胃、补中益气的功效，常食用有助于产后或病后的恢复，也可以缓解各种虚寒的症状。

山楂预防积食，还能健脾和胃安神

以前的女性很少出现积食的情况，因为女性一般都会注意身材，平时在饮食上也很讲究，并且平时应酬也少，胡吃海塞的情况很少遇见。如今随着经济水平的提高，在临床上出现了很多积食的女性同胞，大多数都是由于暴饮暴食引起的。

对于女性积食，我是不怎么赞同用食疗的方法的。因为本来就积食，肚子吃得鼓胀难耐，如果还要继续吃东西，就算吃的是灵丹妙药，我在临床上都会斟酌一番，更何况是额外的食物。

对于积食，我其实更喜欢用的一招就是饥饿疗法。有些患有积食症的女性朋友喜欢在晚上吃点零食，例如喝杯牛奶，吃个鸡蛋，吃块点心等。我一般会劝她统统停掉，就算晚上睡前出现饥饿的症状，也不要再吃任何东西，因为晚上就是机体脾胃休息的时候。

在睡前吃东西，是很容易影响睡眠质量的。这是因为，食物在体内从消化干净到排空的时间周期是 24 个小时，当人入睡的时候，如果脾胃还在马不停蹄地工作，很容易就造成失眠多梦的症状。中医讲“胃不和，则卧不安”，说的就是这个道理。

但是什么时候可以用食疗的方法治疗积食呢？一种是为了预防积食，预防保健用的，另外一种就是积食的初期或轻微的积食，这些都可以用一些食疗的方法消除积食的危害。

在这里，我推荐个小零食给广大的女性朋友们吧，其实大家都应该知道，那就是“糖雪球”。为什么选用“糖雪球”来治疗和预防女性积食呢？有两方面的原因：首先就是它独特的口感，现在科学技术发达，零食也经过了几代的变更，“糖雪球”变得越来越适合女性朋友食用，微微带甜，酸而不腻，一般人都很爱吃。其次就是“糖雪球”的主要原料——山楂，具有和胃消食、健脾的功效，对于肉食和谷物造成的积食有很好的疗效。

说到这里，我想起一位好友的女儿，她正上高中，平时可注意身材了，吃得特别少。有一次朋友带她去乡下参加婚礼，乡下办婚礼，烧的菜都是用一些土鸡、土鸭，所以菜肴都十分鲜美，这孩子在城市里生活惯了，可能没吃过这些原汁原味的食物，就拼命地吃。

回家之后这孩子就感觉不舒服了，肚子胀得难受，晚上睡觉的时候都平躺不下，哇哇地吐了好几次，折腾一宿都睡不着。朋友看见闺女这样，想给她喝一些中药，就听见孩子在埋怨：“别给我喝中药了，本来就挺胀的，喝完更不舒服了。”

第二天，孩子的食欲也不怎么好，朋友给我打了电话，我就给她出了个主意。于是，朋友去外面买了一包“糖雪球”回来，就给闺女当成小零食吃，总算可以垫垫肚子。

孩子对“糖雪球”并不反感，就吃了两天的“糖雪球”，没想到神奇的事情出现了，到了晚上，症状居然消失了，一晚上都睡得很香。其实这就是山楂和胃消食的功效。

对于山楂治疗积食，我再强调一点，如果是严重的积食，或出现发烧的时候，就不要再继续使用山楂来缓解症状了。因为此时疾病已经比较严重，用山楂早已不能有效地解决病痛，反而会加重病情，请广大的女性朋友们切记。

春季养脾胃，“理、防、梳”并重

在中医养生中，时令养生是一个很有特色的概念。简单来说，时令养生就是根据一年四季的季节变化来采取不同的养生策略。我们先从春季开始讲。

关于春季养生，一般大家听说的比较多的是春季养肝，可能很少有人会注意脾胃。其实，春季养护脾胃对于任何人来说，都是很重要的一件事。

从中医的角度来说，脾胃是依赖于后天所养，只有脾胃健康才能保障我们的饮食健康。但是现代的很多女性朋友为了身材，为了工作，饮食不规律，生活节奏过快，这些都会造成脾胃的受损。

春季是万物生发的时节，很多疾病会在此时有一定的表象显现出来，若女性朋友脾胃虚弱，在此刻会有一定的外在表现。教给大家一个认清脾胃虚弱的小方法。

首先，看面色，脾胃受损先体现在面色上，我们是黄种人，肤色本身就是红黄润泽的，但是有些脾胃虚弱的人，皮肤呈萎黄色，或和其他的青黑等颜色夹杂。

其次，看鼻尖，鼻尖周围一圈都是反映体内脾胃功能情况的。有些病情危重的患者朋友，如果鼻尖处还有明亮的光泽，说明脾胃功能还行，还能进食，病情的转归还有希望，这就是中医所说的“有胃气则生，无胃气则死”。

最后，看嘴唇，“脾开窍于口，脾之华在唇”。嘴唇四周的颜色如果红润有光泽，说明脾胃健康；如果苍白没有血色，说明脾胃的功能衰败了。

既然能够认清楚脾胃虚弱时的表象，春季养脾胃可以分三步走。第一步，需要“理”。脾胃位于中焦，胃主受纳、脾主运化，二者相互协调，分工合作，共同完成消化功能。可以通过简单的手法，理顺脾胃的功能。

比如，吃完饭之后，是脾胃工作最繁忙的时候，也是脾胃最容易受损的时候，可以双手紧贴腹部，在肚脐周围做缓慢的顺时针旋转运动，帮助消化功能的运转。这样可以理顺脾胃气机，有助于消化。

第二步，需要“防”。脾胃病的出现一般都是日积月累造成的，所以需要以“防”为主。因为脾胃虚弱主要由饮食不规律，暴饮暴食，吃太多生冷的食物，精神压力大等众多因素造成，而这些因素都会造成“脾虚”，直接或间接地造成胃部出现症状。“上医治未病”说的就是在疾病没有发生的时候，将其扼杀在摇篮之中。

防治脾胃病，最主要就是养成良好的生活习惯，注意饮食调控。一般来说，要养成规律的饮食，切不可暴饮暴食。因为春季肝火旺而脾胃弱，吃太多只会加重脾胃的负担。

第三步，需要“梳”。睡眠和脾胃关系密切，在《养生论》中就提到“春三月，每朝梳头一二百下”，头部是人体经脉百汇之处，也是精神所在。经常梳头可以打通经脉，改善头部的血液循环，能消除疲劳，改善睡眠，提升免疫力，使脾胃功能在睡眠的状态下得到充分地恢复。

夏季健脾胃，要补益气血防湿邪

脾胃与长夏相对应，所以夏季是养脾胃最好的季节。在夏季，气候湿热难耐，女性朋友在用一些防晒霜和护肤产品的时候，很容易造成毛孔的阻塞，使湿邪不能顺汗而解，特别容易被湿邪所困。同时脾的特性是“喜燥恶湿”，在湿热的环境下也容易受损，产生疾病。

夏季，我在临床上经常碰见湿困脾土的女性患者，其中有一个给我留下了深刻的印象。她是在金融街上班的一位销售经理，平时和人打交道比较多，长得也非常漂亮，刚刚生完一个宝宝。为了保持身材，她十分注意，除了在饮食上控制之外，还不时地锻炼，增加消耗。

夏天天气炎热，和其他女性朋友一样，这位患者朋友选择了夏季常用的锻炼方式——游泳。因为刚生完宝宝，体型比较慵懒，所以为了尽快恢复到生育前的状态，她天天都去游泳。

看起来这种生活方式非常健康，但是她平时脾胃本身就不太好，老是出现胃疼的症状，特别是工作的时候出去应酬多了，这种症状还会加剧。这一夏天她天天游泳，从未间断，直接导致湿邪入里，损伤脾土，出现了恶心、呕吐的症状。

我除了开一些除湿健脾中药给她服用之外，还交代给她一些夏季养护脾胃的方法。

首先，需要消暑适宜。夏季天气炎热，可以用很多方式来消暑，例如游泳等运动，但是游泳的频率和时间要控制好。长期处于潮湿的环境中，很容易形成湿邪，耗伤脾胃，所以每周游泳的次数应控制在两次左右。

其次，择水适时。夏季补充水分非常重要，因为夏季炎热，机体为了控制体温平衡，会进行大量的新陈代谢，排泄出汗液蒸发。但是补充水分需要讲究种类和时机，很多女性朋友喜欢喝一些号称有美容纤体功效的饮料，其实这些富含添加剂的饮料在中医里大多数属于黏腻重浊之品，特别容易夹杂湿邪，在体内停留。

喝水的时机也很重要。清晨早起，经过一晚上的代谢，机体缺少水分的濡润滋养，所以可以喝一杯温开水补充水分。在大汗淋漓的运动过后，也可以适时补充一杯水。

最后，利用一些饮食方面的调护健脾除湿，薏苡仁和赤小豆就是很好的健脾除湿食物。我们每天食用一些薏苡仁和赤小豆的粥，既可以起到健脾除湿的功效，也能预防湿困脾土。

经过一段时间药物和生活方式的调理，这位患者朋友恶心、呕吐的症状消失了，她有点不好意思地说：“以后还是要多学习养生知识，这个症状太难受了，不但影响健康，还降低生活品质，以后一定好好注意。”

秋季润肺，肺养好了才能滋润脾胃

秋季天气干燥，特别是在北方，这种干燥的感觉尤其严重。有些细心的读者朋友看到这里就会提出疑问，我们之前不是讲过脾的一个特性是“喜燥恶湿”，秋天的天气干燥不就顺应了脾的特性，为什么还要强调滋阴润燥养脾胃？

其实干燥表现出来的首要症状并不表现在脾胃，而是在肺，例如咳嗽、感冒。但是在中医五脏学说里“脾为肺之母”，脾生肺，子病及母，母病及子，母子同病相怜，这就体现了脾肺之间的关系密切。“脾喜燥恶湿”，其中的“燥”也是有一个限度的，并不是一味的干燥。

如果干燥的程度太过就容易形成“燥”邪，虽然并不直接侵犯脾胃，但是“肺为华盖”，易受“燥”邪耗伤，引起肺脏的损伤。脾为肺之母，子病及母，从而导致脾胃的虚损。

举个例子，广大的读者朋友就会清楚许多，慢性咽炎是个明显的肺部疾病，但是有个典型的脾胃部的症状，就是晨起干呕。有很多慢性咽炎的患者朋友在晨起刷牙或其他的刺激下，会出现强烈的呕吐症状，但又吐不出任何东西，这就是典型的肺部疾病伤及脾胃。

秋季进行滋阴润燥的养生方法，大家肯定听说过很多，对于女性朋友最适合的就是饮食养生法。有一道甜品口味甘甜适宜，不仅能起到温润脾胃的作用，也能滋润皮肤，对女性朋友有美容养颜的功效，它就是冰糖雪梨百合汤。

对于脾胃秋季的保养，女性朋友除了要忌食辛辣，去除侵害因素之外，平时还必须多多注意对脾胃的保养。秋季，天气渐渐转凉，变得干燥，是燥邪特别容易生成的时候，广大的女性朋友们此时更应该选用一些滋阴润燥的食谱，给脾胃穿上滋润温暖的“外套”。

推荐食谱：冰糖雪梨百合汤

原材料：雪梨 1 个，冰糖适量，干百合 10 克。

制作方法：选用雪梨一个，洗干净去皮，切成直径约 3 厘米的小块，去核，放入清水中；干百合放入白开水中浸泡 30 分钟左右，然后将百合和块状的梨子放在一起炖煮，起锅前 3 分钟内放入冰糖；炖煮好后，去除煮成糜烂的梨块，留取汤汁和百合，每天晚上临睡前一小时服用效果最佳。百合作为中药，本身就具有滋阴润燥的作用，和雪梨一起用来煮汤，养护效果更佳。

有些读者朋友会有疑问，睡前吃东西不是会伤脾吗？其实这是指一般的填充性食品，脾胃的消化在睡眠的时候应该尽量地处于休息的状态，但是冰糖雪梨百合汤通过充分地炖煮，已经处于食糜的状态，根本不需要借用脾胃的消化功能，就能够自行被人体所吸收。在夜晚时分，阳伏于内，阴守于外，对于阴液的利用效果最佳，所以建议睡前一小时服用。

冬季，护脾暖胃宜进补

冬季，给人的第一印象就是寒冷，而脾胃常见的病理状态就是虚寒，所以冬季的养生大法就是护脾暖胃宜进补。在冬天很多女性朋友时刻准备着一个热水袋，一直放在肚子上，这其实也是个不错的养护脾胃的小方法。

医院里有一位护士就有这样的习惯，每年冬天，她在上班时都准备一个热水袋，一直抱在怀里，我就问她是不是冷啊。她很无奈地告诉我，原来这么些年饮食的不规律，让她落下了胃病，每年到冬天就加重了，胃脘部特别不舒服。因为都在临床上干了这么久了，她也掌握了一定的经验，就用个热水袋放在胃脘部压着，这样可以明显地缓解症状。

我一听就说："你这是明显的脾胃虚寒啊。"脾胃虚寒在冬季的症状会加重，特别是女性朋友容易犯，很少看见男性朋友大冬天抱个热水袋。因为女性体质属阴，缺乏阳气的熏蒸，所以在女性身上体现得更加明显。

除了用热水袋进行外敷之外，我还介绍了一个进补的方法给护士。因为脾胃虚寒治疗主要以“温、暖”为主，除了通过外界的刺激，人为地给脾胃制造温和适宜的环境之外，还可以通过内部的进补，提升机体的阳气，通过阳气的温润濡养，提振人体正气，驱散寒邪。

在方剂学中有一个十全大补的方子，既是中药方，又是药膳，被很多人熟知，也非常适合女性朋友进补，那就是当归羊肉汤。羊肉虽然有一些膻气，但是它既能御风寒，又可补身体，对一般脾胃虚寒症状均有治疗和补益效果，最适宜于冬季食用，故被称为冬令补品，深受人们欢迎。

当归味甘性温，能够补血行血，补中有动，行中有补，为血中之要药，既可通经，又能活络。前面介绍过女性朋友和血的关系，以“血”为重，所以在羊肉汤中加入当归，既可以补充人体阳气，温阳散寒，暖胃健脾，又可以活血行血，使血液运行通畅，起到活血通经的功效。当归有浓重的中药味，用来煲汤的效果是最好的。

推荐食谱：当归羊肉汤

原材料：羊肉 500 克，当归 10 克。

制作方法：将羊肉切成直径约为 3 厘米的块状，放在水中浸泡 30 分钟，去除血水；锅中倒水，大火烧开，放入羊肉块，焯一遍，去除血沫，羊肉块变色就取出，不需要熟透。

准备当归，洗干净切成片状，和羊肉块一同放入电炖锅中，加入少量的食盐、生抽调味再加两块生姜去腥，然后盖盖选煲汤键，炖煮 2 个小时左右，即可开锅食用。

养护脾胃的第一大穴——公孙穴

有个穴位我经常向到我这里问诊的女性朋友推荐，因为这个穴位是女性常用的保健穴，它有个奇特的名字叫“公孙穴”。

“公孙”二字顾名思义就是公之辈和孙之辈的意思，此穴位于足太阴脾经上，既是足太阴脾经的络穴，又是冲脉和足太阴脾经的交汇之所。在阴阳五行里，脾属土，其子为金，其孙为水，其父为火，其公为木。足太阴脾经和冲脉气血在此交融汇合，化生成上部的水湿风气，温养脾胃。

我有位好友的女儿在外企上班，有一天刚回到家里，好友就带着女儿来串门了。原来，小姑娘这段时间老是觉得恶心，特别是喝水的时候，稍微喝点凉水就想往外吐。

我放下东西，通过耐心地询问了解到，原来这孩子最近工作压力大，老是在外面应酬，晚上陪客户吃饭的时候因为天气炎热就喝了不少冰饮，于是出现了这种症状；也去医院看了，吃了一些胃药，虽然症状缓解了一些，但是总觉得有些不舒服，感觉胃脘部有个东西老是顶着。好友没办法，就带孩子来找我看看。

我给她把完脉之后，心里就清楚，这是明显的饮停肠胃（水饮在肠胃停留，脾胃功能代偿失调），所以出现了饮入即吐症状。于是就笑着说："别老是图爽快，别喝寒凉刺激性的饮料，小姑娘本身阳气就不足，脾胃一下不能代偿，就出现症状了。来吧，我教你个小方法，你可以试着改善一下。"

我手把手地教她健脾益胃的方法，让她每天按摩公孙穴。首先我让她把鞋子脱了，在脚上找到公孙穴，公孙穴位于足内侧缘，当第一跖骨基底的前下方，赤白肉际处。

我用大拇指的指腹点按公孙穴，慢慢加深力度，避免一开始就用力过猛，引起她的疼痛和反感。等孩子逐渐适应了，然后用手掌轻轻地拍打脚掌心，促进血液循环，加强按摩推拿的

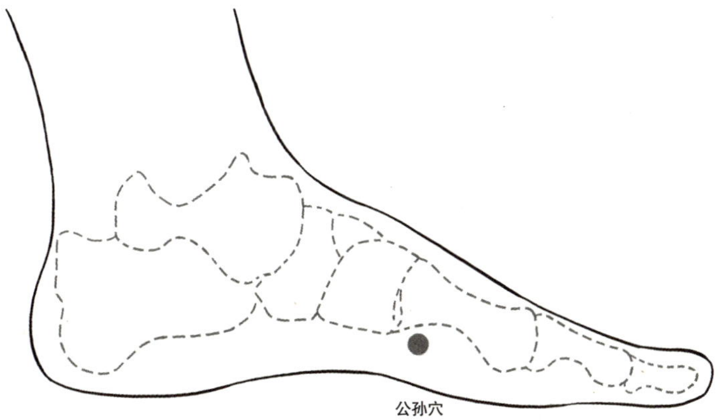

作用。

这个方法可以在一定程度上改善脾胃不适的症状，大家如果自己按摩的话，每天需要坚持按压 3 ~ 5 次，每次不超过 10 分钟。

我帮孩子按揉了一会儿公孙穴，她说自己的胃舒服多了，感谢我教给她这么一个简便易学的健脾和胃的方法。

一周后，好友打电话告诉我，孩子的症状完全消失了。我听了很高兴，并嘱咐好友，一定要提醒孩子把脾胃养好，否则上了岁数，就很容易患脾胃疾病。

在这里要多说一句，很多年轻的女性朋友觉得自己年轻，就放松了对疾病的预防，每到夏天就喜欢吃冰凉的食物、饮料。其实偶尔吃一些是没有关系的，但是如果经常贪凉，不仅会伤害脾胃，还会造成气血失调，并引起各种妇科疾病。所以，在这里，还是希望女性朋友能够真正地爱护自己，少贪凉，多吃温热的食物。

急性胃痛，肚子上就有特效药

现在女性朋友们的医学常识越来越丰富，很多人都听说过中脘穴。它的作用称得上是“万能胃药”了，为什么这么说呢?

因为我们身体里的六腑之气都汇集在中脘穴，它既是胃的募穴，又是八会穴里的腑会，和胆、三焦、小肠、大肠的关系都非常密切。而且，它又正好位于膈以下、脐以上的中焦部位，和脾胃所在之处不谋而合。所以，急性胃痛就可以用它来缓解。

女性朋友得了脾胃病，可以多按摩中脘穴，必要时还可以配合其他穴位，而不是单纯地喝汤药。这是为什么呢? 因为女性朋友脾胃本就虚弱，现在又受到了损伤，很多时候吃了药也不容易吸收，还会进一步加重对脾胃的负担。

所以，掌握一定的穴位推拿对女性是再适合不过了。与男性相比，女性天生的穴位敏感度要高很多，而且也更加好找，借助女性的纯阴之气，按摩穴位可以达到事半功倍的效果。

引起胃痛的原因有很多，大部分是因为饮食不节，还有一部分是因为先天脾胃虚弱，另外，情绪不佳也有可能牵连脾胃。

前不久，我刚治好了一位三十多岁的女白领。她因为忙于应酬，饮食不当，一个晚上赶了好几趟饭局，吃得太多又消化不了，开始感觉腹部有些不舒服，这样一段时间下来，小肚子胀得鼓鼓的，打嗝有一股酸腐气味，大便也不成形。有一天，她突然感觉胃部疼痛剧烈，实在忍受不了了，就赶紧跑到医院就诊。

她出现的这种情况，说明脾胃运化功能已经失调，导致饮食停滞在中脘附近，气机阻滞不行，需要消食导滞、健脾和胃。在药物调理和控制饮食的同时，我教给她一套简单的按摩手法。事实上，与其单纯按摩中脘穴，不如配合推拿三脘穴更加有效。

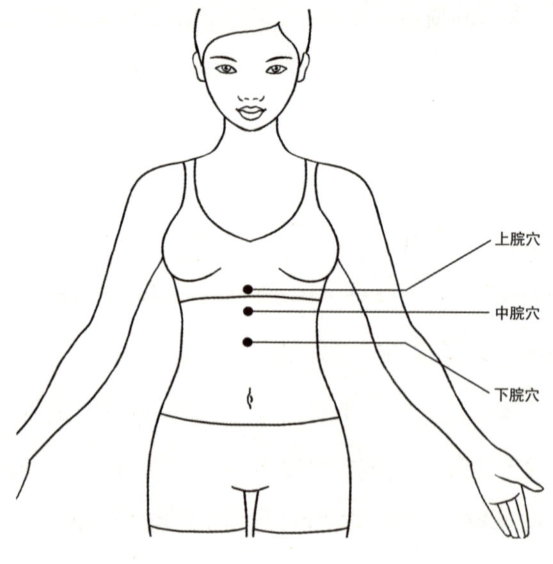

“三脘”是上脘、中脘、下脘的合称。中脘穴在人体肚脐正上方，以被施术者的手掌为标尺，距离肚脐一横掌处。三脘穴以中脘为中心，上脘在中脘上 1 寸（约 3 厘米），下脘在中脘下 2 寸（约 7 厘米）。

我让她平躺着，当场为她演示如何按摩，双手重叠或单手按压在中脘穴上，顺时针方向按揉 30 ~ 50 圈，然后再以肚脐为中心，摩揉整个腹部 30 ~ 50 圈，注意让圆圈的轨迹经过三脘穴，最好让被施术者觉得肚子热热的。如果想起到很好的疗效，建议大家在三餐之后 30 分钟，各做 1 次。

没等我操作完，这位患者朋友吃惊地说她已经舒服多了，怎么这么神奇？我笑着叮嘱她，虽然病情有所缓解，但还是应该每天坚持推拿，可以起到巩固疗效的作用。平时没事儿也可以按摩按摩“三脘”，起到预防的效果。

这个方法非常简单，因为“三脘”比较好找，而且自己就能操作。对于一些急性胃痛，按摩“三脘”也会有立竿见影的效果。

按摩太白穴，助力治疗消化不良

一提到“太白”二字，广大的读者朋友第一印象就是古代的星宿名，此星象主杀伐，有平定叛乱，安邦定国的作用，而中医的“太白穴”也取名于此。

其中“太”指大的意思，“白”是五脏中肺的主色。“太白穴”属足太阴脾经，是足太阴脾经的原穴。在足内侧缘，当足大趾本节（第一跖趾关节）后下方赤白肉际凹陷处。要找到太白穴，我们在家里可以让受术者平躺在床上或坐在凳子上，双脚平放，顺着足的内侧缘用手指从脚大拇指向下捋，越过一大块隆起（第一跖骨小头）后下方出现的凹陷处就是太白穴。

太白穴属于足太阴脾经的原穴，是脾经气血供养的本源，如果把足太阴脾经比喻成一盆花草，那么它就相当于花草的根部。它又是足太阴脾经五输穴中的“输穴”，脾主运化，水湿之气在此吸收转化蒸腾，既能很好地供养足太阴脾经的元气，又能运化

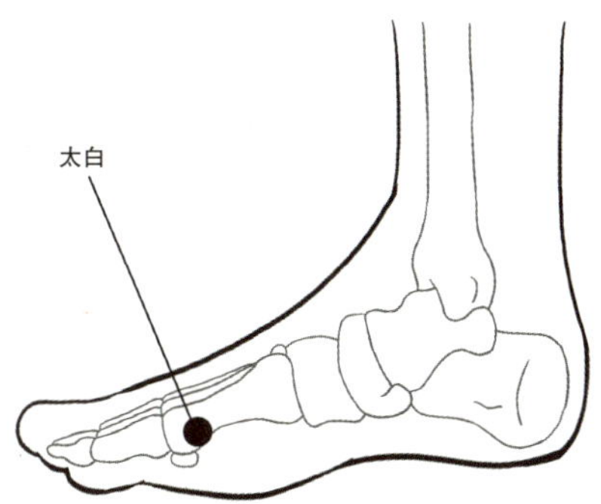

人体津液。所以，按摩太白穴能够缓解消化不良。

前段时间就有一位消化不良的中年女性找我看病。她每次吃东西的时候有个坏毛病，就是狼吞虎咽，用很短的时间就把饭给吃完了，久而久之就耗伤脾胃。脾胃是后天之本，水谷生化之源，脾胃的运化腐熟功能受到影响就会引起消化不良。

这位患者朋友开始来的时候，肤色蜡黄，并且有一些白色的斑点。她和我抱怨说：“大夫，我最近老是打嗝，也没吃多少东西，吃一点就觉得肚子胀，难受得不行。现在搞得我都不敢吃东西了，一吃就害怕难受，不吃又觉得饿得慌。我也吃了一些健胃消食的药物，虽然有些缓解，但是老犯这毛病，太影响食欲了。”

其实这位女性朋友的消化不良就属于严重的了，是长时间饮食习惯不好引起的，起初有一些不适的症状肯定没有引起足够的重视，现在基本上发展成慢性的了。“患病如山倒，去病如抽丝。”我建议她在服用药物治疗的同时，可以自己逆时针按压太白穴，这个方法非常简易实用，而且不受时间、地点的限制，自己就能操作，没事自己就可以按一按。

我手把手地教她按摩太白穴，首先用前面讲到的方法找到太白穴，用大拇指指腹慢慢地按压，直到有酸、麻、胀、痛的感觉，然后顺着逆时针的方向缓慢地按压，每 30 秒松开，休息 10 秒左右，继续重复相同的动作。

为什么要逆时针按压呢？因为脾胃长时间地接受外在的刺激，已经形成一个虚损的状态，用逆时针的手法按压可以补充脾胃的元气，起到养生保健的效果。

这位患者朋友回去之后很认真地每天按摩太白穴，一个多月后复诊时非常高兴地告诉我，十分感谢我教给她的这个办法，解决了她的痛苦。现在吃东西就没那么不舒服，胃口也就好多了。

我笑着说：“其实治好病的是你自己啊，正是因为你坚持穴位按摩，才会见到效果。不过虽然症状消除了，胃口好了，但是饮食上也要注意，可千万别再把自己吃病了。”

她笑着点点头，说保证做到！

随着呼吸律动推期门穴，排忧解难有奇效

前面我们讲了女性容易患的脾胃虚寒、消化不良等症状，在这节内容中再给大家介绍一个女性同胞容易出现的疾病——胃神经官能症。

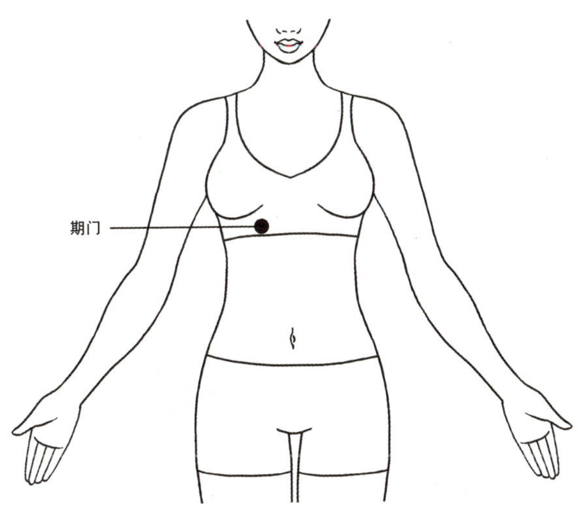

这个疾病有点像是心理疾病，完全是由于心理的变化导致的，所以不具有实质性的损伤，只是有不适的症状。女性朋友在特殊的生理阶段，往往容易出现情绪上的变化，所以胃神经官能症也是女性朋友容易罹患的疾病之一。

改善胃神经官能症，有个好用的穴位称为期门穴，它是足厥阴肝经上的募穴，位于肝经最上部位。我曾经查阅过此穴的由来，“期”就是期望、约会的意思；“门”就是出入的门户的意思。它之所以叫“期门”，是因为水湿之气由此注入肝经。

说到这里，估计有朋友要问了：“它既然是肝经上的穴位，为什么和胃有关的疾病要找肝经上的穴位治疗？”其实大家听我讲完胃神经官能症这个疾病就全都明白了。

胃神经官能症这个疾病其实就是出现了恶心、呕吐、厌食、嗳气、反酸、食后饱胀等胃部的症状，其诱因并不是和胃有关系，它主要的特点就是随着情绪的变化而加重病情。一讲到这里估计大部分读者都懂了，说白了胃神经官能症就是个“情绪病”，和胃的器质性变化并没有什么关系。

而且，中医中的“肝”主疏泄，喜条达恶抑郁，一般情志方面的疾病都会从肝入手，通过疏肝解郁来达到治疗疾病的目的。“期门穴”作为肝经募穴，作为水湿之气输注入肝的门户，位置又和胃靠得比较近，用它来治疗胃神经官能症再合适不过了。

前不久，我遇到了一名年轻的小姑娘，她是一名在外企工作的销售人员，工作压力也是蛮大的。结果出现什么问题了呢？每到一个季度末公司要拼业绩的时候，她就会出现恶心、呕吐的症状，但是想吐又吐不出任何东西，然后到了新季度的开始，这些症状又不翼而飞了。

其实这位小姑娘就是典型的胃神经官能症，当工作压力大的时候就会有不适的感觉。这种疾病在临床并没有什么特效药，而且西医检查一般也查不到有器质性的病变。

于是，我不断地用言语开导她：“业绩重要，身体更重要。没有健康，再好的业绩又能怎么样呢？别太给自己压力，压力大了，不仅身体不舒服，人还容易老得快。你说是不是？”她点点头。

之后我就建议小姑娘用一下中医保健推拿按摩的方法，通过调理肝气，发泄自己抑郁的心情。在工作之余可以时不时地用中指的指腹按揉期门穴，期门穴位于胸部，当乳头直下，第6肋间隙，前正中线旁开4寸（约14厘米）。

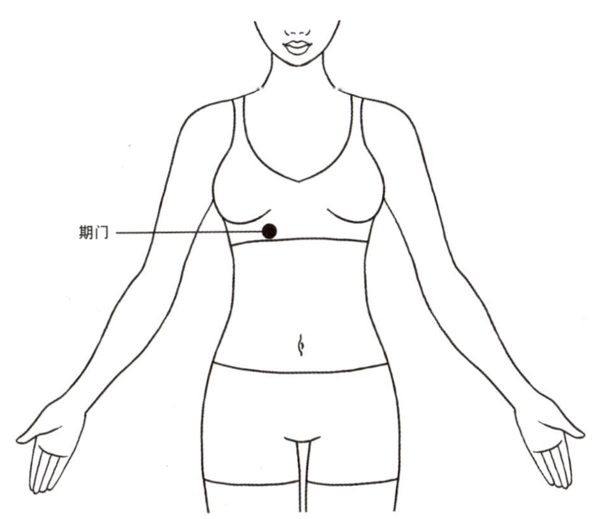

按压时还有个小窍门要教给大家：随着自己吸气，指腹轻轻地晃动，慢慢地加大力度，直到感觉到明显的酸、麻、胀，慢慢

地呼气，松开中指，休息几秒，然后继续按揉。每天坚持做 3 ~ 5 次，坚持一段时间就会有像长叹了一口气似的舒心感觉。

说来也神奇，虽然这个小姑娘好久都没有来找过我，但是几个月来她们公司有好几个相同病症的人来找我看病，都是之前那个小姑娘介绍来的，说我这里有秘方。

特制敷贴按摩神阙穴，老胃病不见了

老年女性朋友经常会被一些长期的慢性疾病所困扰，例如慢性胃炎等。这些疾病就像狗皮膏药一样，挥之不去，平时也没有什么大碍，就是有些不舒服，并且很难痊愈。一旦生活上稍微有些异样，就会出现各种不适的症状。

在这节内容里给大家介绍一个小偏方，是我通过二十多年来在临床工作中的经验总结出来的，那就是敷贴按摩神阙穴。

这里用的敷贴和我们经常使用的“三伏贴”有些类似，但是用药完全不一样，三伏贴主要是为了“冬病夏治”，最主要是治疗肺系疾病，例如咳嗽、哮喘等，所以用药以清肺解表药为主。

这里我用的敷贴主要的药物是用附子 3 克、干姜 10 克、红花 10 克、白酒适量研末调和而成，因为这里用到了活血通经的药物红花，所以在使用之前要排除女性怀孕。另外，对于皮肤容易过敏的朋友，也请先试试有无过敏情况再决定是否使用。

附子具有通阳之效，大部分的胃病都是脾胃虚寒造成的。用附子可以调动人体的阳气，阳气运转可以温润脾胃，也可以提升机体的免疫力和恢复力，促进胃黏膜的愈合和胃部的蠕动功能。

干姜除了和附子一样具有温阳的效果之外，还有止呕功效，可以平复胃部的异常痉挛，使胃部处于平静的状态，更加适合于恢复功能。

红花具有活血通经的作用，可以消除胃部长年累月不适导致的瘀血阻滞，中医讲的“通则不痛”，瘀血得清，血液运行正常，也可以促进胃部气血运行，缓解不适症状。

白酒相当于药饮，有相当的发散作用，可以引药直达病所，作用更加迅速明显。

那为什么要将敷贴贴在神阙穴上呢？其实通过我的解释，大

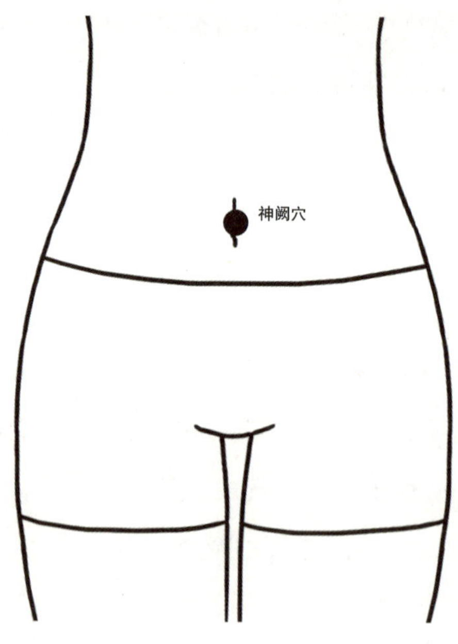

家就会恍然大悟，神阙穴就是我们的肚脐眼。神阙穴是胎儿出生时连接脐带，供给胎儿营养，促使胎儿发育的处所，与人体的胃肠道密切相关，是腹腔与外界联系的空隙。用此处治疗胃病可以直达病所，去除病根。

按摩此处有一个注意事项，就是千万不要用手直接接触神阙穴去按摩。因为这样的刺激强度太大了，而神阙穴在肚脐眼处，比较娇嫩，如果直接地接触很容易造成腹部疼痛等不适感。

隔着我特制的敷贴在神阙穴上轻轻地按摩 30 ～ 50 次；按摩的动作要轻柔，并且配合呼吸吐纳，如此反复操作；在做逆时针揉搓时，用鼻吸气，揉完一圈之后，稍微停顿一下，用口呼气。每日坚持按摩两次，可以取得良好的疗效。

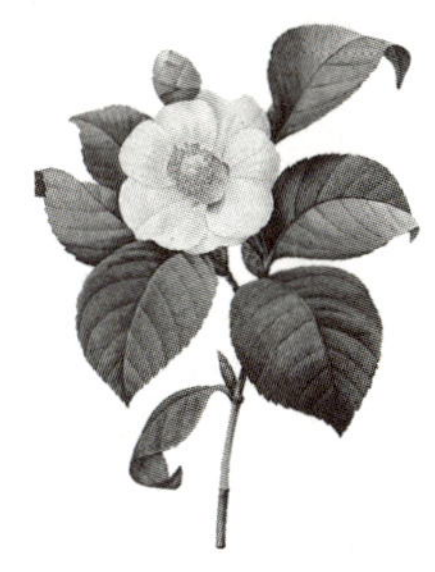

04

Chapter

排毒素，身体变干净，肤色变红润

身材走样，身子发沉？脸上长了不该长的东西？皮肤发干长皱纹？一句话，你身体里的毒素可能太多了！这里所指的毒素不仅仅是我们常说的饮食不节所带来的毒素，还指中医所讲的湿毒、寒毒、热毒等，只有把毒排干净，女人的身体才会变得清爽，皮肤才会更光滑红润。

养颜先要养阳，阳虚的女人老得快

阳气是推动人体生理代谢和机能运转的动力源泉，所以在中医养生中特别强调护卫人体的阳气。

现代人生活节奏过快，作息不规律，嗜食辛辣生冷，八成都会导致阳气不足。女性朋友更甚，女性本身属阴，体内阳气不足，加上过度劳累，饮食不节，与阳气的生发肃降的规律相违背，体内的阳气消耗过快，很容易就罹患阳虚的疾病。

女性的阳气虚弱，不仅会出现疲乏劳累、嗜睡倦怠等症状，还会出现衰老症状。这是由女性天生的生理特点和生活习惯决定的，所以阳气在女性身上更容易消耗。

比如在生活中，很多女性为了美容，害怕皮肤变黑，不喜欢接触阳光，出门都喜欢撑把伞；在寒冷的冬天，为了美丽，也喜欢穿一些超短裙和超短裤，这样都会造成阳气受损。女性出现的各种气血虚衰、经前腹痛、体胖长痘、手脚冰冷等症状都和阳气不足密切相关。而且身体阳虚的女人，气色也会受到影响，就会衰老得更快。

我不知道你有没有这样的感觉，女性朋友在生完孩子之后，30 多岁就开始出现发福的现象，脂肪在腰腹部、手肘、大腿处不断堆积，甚至有下坠耷拉的感觉，这就是衰老的开始，也是由脾虚所致。

五谷杂物的腐熟、消化、吸收需要脾中阳气的作用，当机体阳气不足时，就不能将摄入的食物完全转化成能量，却产生了很多的血脂和血糖，这些物质代谢出现了问题，形成各种各样痰湿、脂肪，在体内聚集，就形成了肥胖。所以我们常说的脾阳虚，其实就是和阳气缺乏有直接的关系。

一般情况下，怎么才能让身体里获得更多的阳气呢？这里有几个有助于阳气生发的小方法。

首先，大家可以从饮食入手，多吃时令蔬果。《黄帝内经》中就有记载“食岁谷”，意思是要吃时令食物。具有生发阳气作用的蔬果有很多，例如韭菜、大葱、香椿等。还有一点很多人都不知道，养阳最易从肝入手，而味酸入肝，例如梅子、樱桃、草莓等酸性的水果对于养阳也有一定作用。

其次，要“慢运动”。阳虚的女性朋友经常犯困，睡不醒，“慢运动”就可以解决这个困扰。最好在有阳光的日子里，选择散步、八段锦、太极拳等舒缓的运动方式，或者到户外郊游，沐浴在阳光下，将身体的经脉活动起来，促进气血运行通畅，微微出汗为宜，也可以生发阳气。不过提醒大家注意的是，最好不要进行大量的剧烈运动，这样不仅养阳效果差，还容易导致身体过于劳累而内伤五脏。

睡前泡脚，滋阴温阳效果好

说完了养阳的重要性，接下来大家肯定都会猜到要介绍养阴了，因为女性体质本身偏阴，以阴为主，阴阳调和才能生生不息。

女性体质本身属阴，单纯地补阴肯定会造成阴气过重，阳气无以复加，所以在滋阴的同时要注意潜阳。其实女人阴气本身就很充足，很少有出现阴虚的，所以相对于养阳来说，养阴相对容易些，只需要稍微调动机体自身的阴气，就可以达到人体所需。

既然只需要调动女性自身的阴气，就可以达到滋阴效果，所以最好的方法其实不是药物，也不是食物，而是分布在我们身体上的特定穴位，通过特殊的手法即可达到滋阴的效果。

我们在谈到女人补气血的时候提到过一个穴位，不知道您还有没有印象，就是三阴交穴。它是身体阴脉交汇之处，人体阴气主要聚集之所。三阴交位于小腿内侧，当足内踝尖上直上 3 寸（约 10 厘米处），自己的手指 4 指幅宽，按压有一骨头为胫骨，此穴位于胫骨后缘靠近骨边凹陷处。刺激这个穴位对于女人来说太重要了，可以起到滋阴养血的功效。

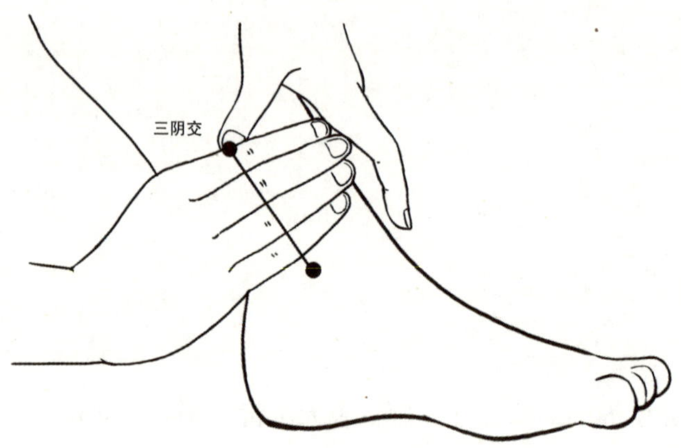

可是光滋阴肯定是不够的，我们应该在滋阴的同时别忘了温阳，而温阳要用到的穴位是大名鼎鼎的涌泉穴。涌泉穴位于足心处，而足底相当于人体的一个信息胚，涌泉穴对应的就是肾脏所在，按摩涌泉穴有温阳的作用。

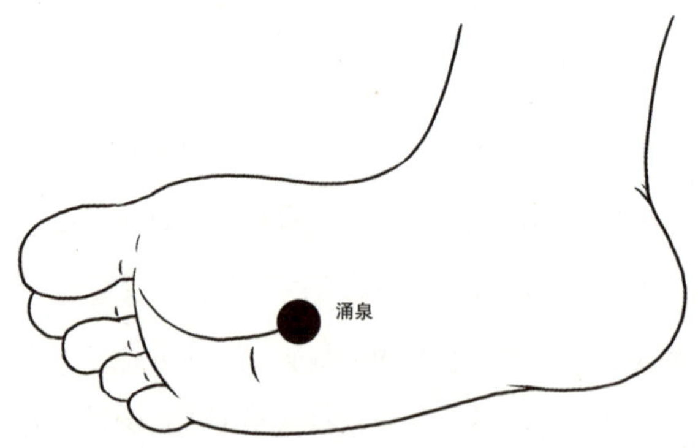

这里给大家介绍一个滋阴潜阳的方法：就是在晚上临睡之前，人体阳气伏于内，阴气即将外散的时候，打一盆热水，水温稍微烫一些，浸泡双足，最好在盆里放两个带棱的硬物，将足心在硬物上踩踏，阳气被调动的时候会觉得身体微微发热，通体舒畅。

然后轻柔地拍打双下肢的肌肉，使肌肉处于松弛状态的时候，就加上指掐法按摩三阴交穴，用大拇指的指尖对准三阴交穴，垂直用力，重重地向下按揉，让刺激充分到达肌肉组织的深层。

这个时候，小腿有时候会抽动一下，有一股酸、麻、胀、痛、热的感觉从下肢向上走窜。适应了之后，稍稍加大力度，其强度应以耐受为度，持续二十多秒后，逐渐松开，再用拇指的指腹轻揉三阴交穴的周围局部，如此反复操作，左右手交替进行，每次每侧穴位按压 5 分钟左右。

如果足浴时觉得弯下腰按摩三阴交比较吃力，可以用长柄锤代替，锤击三阴交，这样比较方便，可以免去弯腰的紧迫感和劳累，每次锤 200 下左右。这个方法最好睡前进行，因为夜晚睡眠的时候是人体阴气运行最旺盛的时候。

这里多说一句：涌泉穴是非常好的排毒穴位，因为正好位于足底，可以说是身体重要的“排污口”，所以爱美的女人一定要用好这个穴位，身体里的毒素少了，脸蛋和皮肤才会漂亮！

祛除体内湿气，各种痘痘不来找你

前面讲过，胃火旺盛时有个特点——痘痘会在鼻头处出现，根深蒂固难以治愈，当然，其他的地方也会长痘痘。

痘痘在西医里被称为毛囊炎，属于皮肤病的一种，在治愈过程中因为皮损会留下一定的疤痕，对于女性朋友是件很烦人的事情。

痘痘并不只是在颜面部才会发生，只是颜面部暴露的比较多，所以给人的直观现象就是脸上老是长青春痘，其实有些严重的情况在胸背部、腹部、大腿部的皮肤都会出现痘痘。

痘痘的产生，除了细菌的滋生引起毛囊发炎之外，在中医里多是因为湿气重浊，郁遏肌表所造成的。有些女性朋友认为痘痘是“上火”引起的，其实单纯的“上火”更容易引起咽喉肿痛等不适的症状，如果没有湿邪阻滞，很难发展成为痘痘。

痘痘的产生原理在西医里已经研究得很清楚了，是皮肤油脂分泌过多，排出不通畅，阻塞毛囊，给细菌滋生营造适合的环境，引起毛囊的发炎。油脂在中医里也属于人体的津液，也是湿邪导致的。中医所说的“肥人多湿”“肥甘厚腻之品多生湿邪”说的就是这个意思。

很多女性朋友为了祛痘，用了各种方法和护肤品，却没有效果，反而更严重了。这主要是因为身体里的湿气没有祛除，而有些护肤方法反而会加重湿气。所以，治标还是要先治本。

中医对于祛湿有很多特色的疗法，例如针灸、砭石、中药等，但是根据我多年来的经验，最简便有效的方法是长夏季节进行拔罐。

有些朋友可能要问了，为什么要选在长夏的季节？因为在这段时间里，潮湿之气笼罩大地，阳热至盛，人体很容易受湿邪侵袭，并且此时体内的湿邪因为环境的变化强盛不衰，最适合进行祛湿，是一年中最有效的时候。

在什么穴位上进行拔罐也十分讲究，前面提到过脾喜燥恶湿，湿邪最易耗伤脾土，引起长痘痘的症状，脾俞穴作为体表脾脏的反应点，湿邪凝聚的点，在此处拔罐，疗效极佳。

今年，某档养生节目让我去做嘉宾，我就和广大的观众朋友们讲解了在脾俞穴上拔罐祛除湿邪治疗痘痘。脾俞穴位于第 11 胸椎棘突下，旁开 1.5 寸（5 厘米），作为脾的背俞穴，是五脏中脾气在人体背部唯一的输注点。

下面就有女性朋友提出疑问：“我一年到头都不停地长痘痘，特别是夏天，韩大夫你说的脾俞穴我也知道，也尝试过拔罐，也没看见什么效果啊？”对于她的质疑，我非常自信地说：“不可

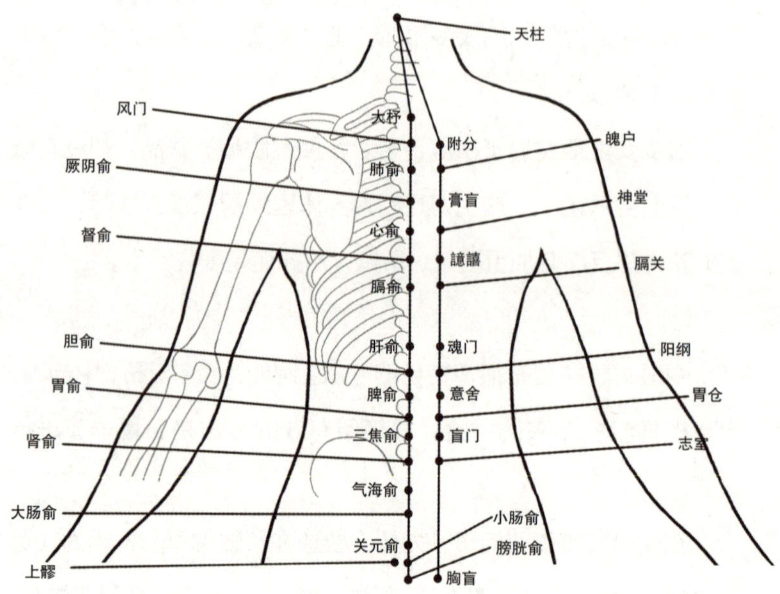

能没效果。”

一般进行过养生保健的女性朋友其实早就听说过脾俞穴，对于脾俞穴的拔罐在很多的养生场所里，也都尝试过许多次，但是收效甚微。其实并不是拔罐没有疗效，而是很多施术者在脾俞穴的拔罐不得其法。中医这一行就是这样，很多东西都是要靠临床上一点一点积累，一点一点领悟，光靠书本上照葫芦画瓢是没有什么疗效的。

脾俞穴作为脾气在人体背部唯一的输注点，脾气在此蒸腾运化水湿，祛湿之气最好的办法不是堵，是疏通，是温养，是燥化。所以我们在按摩脾俞穴的时候也要讲究一个微微生火，祛湿健脾。

首先我会让女性朋友俯卧在床上，用掌根部来回摩擦脾俞穴，使局部有热感向内部深透，以皮肤潮红为度，两手拇指的指腹按在脾俞穴上，逐渐用力下压，按而揉之，使此处产生酸、麻、胀、重的感觉。然后用闪火法在脾俞穴上留罐五分钟，拔罐时可以明显地看见留罐位置上有很多细小的汗珠，用干毛巾擦拭干净。前面的按摩是为了调动机体气血运行，使脾俞穴开阖有序，万万不可减少。

没等我介绍完具体的拔罐之法，现场就响起了轰动的掌声。这些全是医书本上没有介绍的内容，都是经验之谈，这些小技巧、小窍门也是中医中最宝贵的东西，其实临床上很多老大夫都清楚。

尽管拔罐祛湿能起到立竿见影的效果，但是我不建议各位女性朋友在家操作，正规中医操作才更安全和有效。对于不方便操作的女性朋友，大家可以平时多吃一些祛湿的食物，例如薏苡仁、白扁豆、红小豆等。

温阳腰眼穴，远离妇科病

随着现代技术发展，也出现了很多新的中医疗法，有一个中医特色疗法已经慢慢普及，住过院的女性朋友应该知道，那就是电蜡疗。就是在腰腹部系一个充满蜡的袋子，然后充上电加热之后，袋子里的蜡就变成了液体，除了有温热的效果之外，还有轻微的振动感。

腰带一圈的部位对于女性是十分重要的，相当于带脉所在的部位，与女性的经、带、胎、产密切相关。人体一部分经脉的循行是从头到脚或从脚到头，都会经过带脉这一道关卡。一个形象的比喻，带脉就和皮带一样系在腰腹部。

当女性腰腹部的保暖不足，就会造成带脉气血运行不畅，瘀堵不疏，带脉出现问题也会影响其他经脉的运行通畅，气血运行到带脉处就停滞不前，从而影响女性朋友的身体健康，出现各种妇科疾病。所以对于女人来说，腰腹部的保温尤为重要。

如何进行保暖，其实有很多种方法，最常见的就是很多女性朋友都会准备一个热水袋，垫在腹部或者腰背部。用此方法时最好隔着衣物，因为热水袋的水温不好控制，很容易对皮肤造成灼伤，用衣物包裹，可以很好地解决这一问题。

还有一种保温的物品就是“暖宝宝贴”，一般经痛的女性朋友经常会用到，在来月经的时候在小腹部贴上一贴，可以很快地缓解痛经。同样，也可以用来对腰腹部进行保暖，皮肤容易过敏的女性可以隔着衣物。

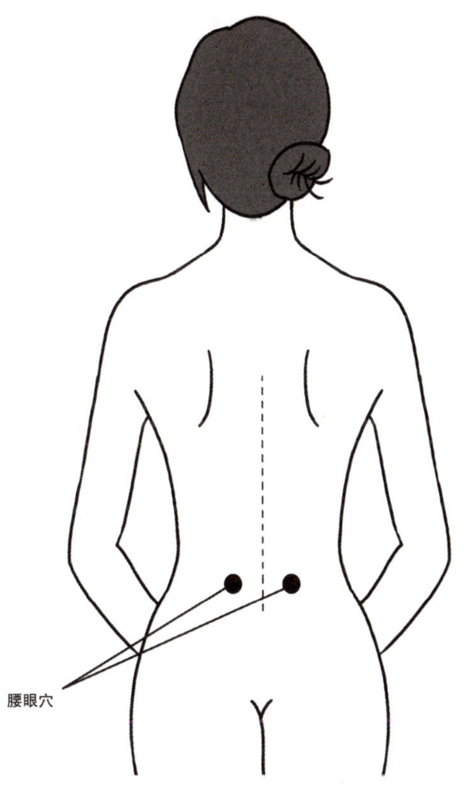

介绍一种特别的保暖小诀窍给广大的女性朋友，无论用热水袋还是“暖宝宝贴”都是通过物理加热的方式进行保暖，并不能实际地解决问题。从中医的角度来说，只治其标，未治其本。在腰背部有一对温阳取暖的大穴称为腰眼穴。

腰眼穴位于腰部第四腰椎棘突左右 3 ～ 4 寸（10~13 厘米）的凹陷处，属于“带脉”环绕腰部的范围之中，与肾脏的体表定位相对应。肾喜温恶寒，常按摩腰眼处，能温阳散寒、畅达气血。

我们可以用双手搓热了之后，将手心对着两侧的腰眼穴，让手心的温热传递过去，连续操作 5 ～ 8 次。当产生暖暖的感觉之后，双手握拳，将拳头实实地放在腰眼，然后贴着肌肤做旋转搅动的动作，连续操作 30 ～ 50 次，以腰酸胀为宜。动作要有力度，能深透肌肉，产生非常厚实的感觉。

每次操作完，相信你都会感觉到全身气血通畅，腰腹部温暖适宜，特别是腰眼穴的部位会有微微汗出，有一种畅快淋漓的快感。

通过这个小方法，能让你的气血变得通畅起来，既能化瘀排毒，还能补肾益气，而且随时随地都能做，不花一分钱。是不是应该把它变成你的习惯呢？

把晒黑的皮肤吃白回来

每个人的肤质是不一样的，有些女性朋友的皮肤特别的敏感，每到夏天阳光明媚的时候，不管怎么保护，用遮阳伞、戴遮阳帽都不管用，皮肤很容易就被晒黑了。

有些女性朋友皮肤就很好，首先在阳光的照射下变化不会很明显，通过简单的防护措施就可以使肤色变化不大；并且肤色在夏季过去之后随着衣物的添加和天气的变化，很快就恢复白嫩。

其实皮肤被晒黑主要是由于在太阳光中紫外线的作用下，位于皮肤基底层的黑色素细胞被激活，在黑色素细胞中的色素颗粒会合成黑色素体；并且产生大量的黑色素蛋白，当黑色素蛋白转移到角质层细胞的时候，沉淀的越多，肤色就越黑。

所以那些敏感肤质的女性朋友就特别讨厌夏天。有没有什么方法能够使被晒黑的皮肤变白呢？答案是肯定有的。刚才说了，黑色素蛋白在皮肤变黑的过程中起了重要的作用，所以一些能够分解黑色素蛋白的食物，或抑制黑色素蛋白形成的食物都会改善暗淡的皮肤。

自古以来，燕窝是女人美容佳品，具有美白养颜的功效，但是好的燕窝价格不够“亲民”，而且市场上充斥着各种劣质的燕窝，所以我不给大家推荐。

在这里，给大家推荐一个既好用又亲民的美白偏方——奶汤炖白萝卜，它有非常强效的美白作用，而且做法简单，还经济实惠。

大家都知道，牛奶本身就是高级的蛋白质，富含人体所需的各种脂肪、维生素、矿物质，最主要是其特有的 B 族维生素，能够对皮肤起到滋润的作用。现在很多护肤品中就含有这种维生素，可以使皮肤润滑柔软，白皙光泽，防止皮肤出现皲裂、褶皱的情况，起到护肤美容的效果，并且牛奶中的优质蛋白质可以促进人体的新陈代谢，可以防止青春痘、雀斑的形成。

白萝卜味辛性温，中医认为可“利五脏，令人白净肌肉”，是一种常见的蔬菜，生食熟食均可，具有促进消化，增强食欲，加快胃肠蠕动的作用。由于白萝卜含有丰富的维生素 C，维生素 C 为抗氧化剂，能抑制黑色素合成，阻止脂肪氧化，防止脂褐质沉积。因此，常食白萝卜可使皮肤白净细腻。

推荐食谱：奶汤炖白萝卜

原材料：白萝卜 1 根，牛奶 500 克，葱、姜、蒜适量。

制作方法：将白萝卜去皮洗干净，切成厚实的大块状，放入锅中用食用油炒一遍，去除生腥味；在锅中加入少量清水，放入炒好的白萝卜，加葱姜蒜炖煮；水烧开之后，倒入牛奶，使牛奶没过白萝卜块，然后盖上锅盖，小火炖煮；当白萝卜有些糜烂状即可加入少许食盐调味，出锅即可食用。

经常喝它，能起到美白的效果，还有改善消化、排毒的作用，可谓一举多得。但是，有的女性朋友有乳糖不耐受的情况，那么就不要使用了，否则容易出现腹泻等不适的症状。

叩齿咽津，可以滋阴养颜抗衰老

“男子养精，女子养津”这句话说得好，非常恰当地概括了女性体质属阴的特点，需要津液的濡养，这和女性生理特性密切相关。我们前面说过，女性以血为重，血液在女性的一生中扮演着非常重要的角色，而津液是血液的重要组成部分，与营气一起共同流注于血脉之中，循环运行于全身，发挥着滋润濡养的作用。

津液的滋润濡养功效主要取决于津液中含有大量的水分和营养物质，从五脏六腑到皮肤毛发无不需要津液的滋润濡养。有些女性朋友在 30 岁之后皮肤变得干燥，衰老得过快，主要就是因为津液虚耗过度造成的。

津液是对人体非常有益的物质，而且是通过新陈代谢，费了“九牛二虎之力”才产生出的一些精微物质，可是很多朋友生活习惯不好，平时也不注重养生，很容易就消耗掉这些宝贵的津液了。

津液最怕就是“火”，所以中医中有“炼津灼液”一说。在冬天，因为天气寒冷，北方有暖气，南方没有暖气就用空调，说到这里要提醒大家一点，空调吹出来的热风是对津液最大的消耗。晚上睡觉时用空调吹暖风的女性朋友应该深有体会，虽然解决了温度的寒冷，但是每天晨起的时候就会出现口干舌燥的现象，甚至会出现肤痒、便秘等严重的症状。

这是因为空调的热风对于津液的耗损过度。北方的暖气其实非常实用，对人体津液的耗损小一些。但是现在有些屋内的暖气烧得太旺，很多屋内温度都快30多度了，晚上睡觉的时候穿个小背心都觉得热。这样也非常不好，相当于把人体放在炉子上拿火烤，一天两天没觉得有什么不适，长时间的煎熬就会导致津液枯竭。

怎么办呢？给大家介绍一个能够养津液的小偏方，特别适合津液亏虚的女性朋友使用，这个方法称为叩齿咽津。很多老中医都用这个方法延年益寿，美容养颜，有句非常有意思的顺口溜在中医之间传颂，说的就是这个方法：“白玉齿边有玉泉，涓涓育我度长年”。

这个方法非常简单易学，首先要保持精神状态的放松，女性朋友千万不要化妆，保持素颜，清洗干净；最好刷牙漱口之后进行，微微闭上口唇，放空思维，不要想任何的事情。然后慢慢地让上下门牙相互叩击，微微发声，节奏有致；心中默念36次之后，叩齿结束，用舌头在口腔内搅动，先上后下，先内后外，搅动数次，可按摩齿龈，加速牙龈部的营养血供。最后舌尖抵住上腭，这时候口腔内聚集了大量的唾液，千万不要吐出，分成小口，多次咽下。

通过此法可以滋生津液，使津液在体内迅速地循环流动，保存起来，起到良好的滋养濡润的效果，具有滋阴养颜抗衰老的作用。

皮肤干燥，麦冬、乌梅来养阴

干燥的皮肤似乎是北方女性朋友特有的状况，因为南方的空气湿润，即便在寒冷的秋冬季节，也能保持皮肤所需的湿度，所以南方的姑娘很少出现皮肤干燥的症状。但是北方空气中水分含量少，在冬季还有暖气，空气中的水分也蒸发殆尽，出现皮肤干燥也就不奇怪了。

皮肤干燥最显著的症状就是肤痒，我有位南方的同学前两年到北方工作，一到冬季她就感觉全身痒得受不了，特别是在小腿肚子和大腿内侧等部位。到了春天，随着天气逐渐变暖，这种症状就消失了。去了很多医院，做了很多检查也没个结果，其实这就是典型的皮肤干燥，严格意义上说并不是皮肤疾病。

但是皮肤干燥也会带来一些问题，比如一种常见的症状就是脱皮，皮肤如果缺少了津液的濡养，就像田地失去了水分的滋润，肥沃的土地也会变成干涸开裂。有些时候我会听到很多女性朋友说：“这段时间干得很，嘴角老是起皮。”

其实，这就是皮肤干燥向人体发出的信号，还有一些人在手指和脚趾之间出现干裂，因为这些地方本身都是人体易出汗的部位，突然的干燥环境会导致这些地方的皮肤极度不适应，先出现一些滤泡，然后慢慢干裂脱皮。

涂抹一些保湿、润肤的护肤品虽然也能起到一定的效果，可是身体里缺乏津液的问题却改善不了，所以，最好的方法还是通过食疗从内调理。在这里我给女性朋友们推荐一个食疗小方子，就是麦冬乌梅茶。

女性朋友们可以在平时上班时，在办公桌上泡一杯麦冬乌梅茶。当水温较高的时候，可以用它来熏蒸面部；当水温合适时，不时地喝一口，能够生津止渴，养阴润燥，解决皮肤干燥的问题。

麦冬本身就是中药的一种，泡水时，有效成分缓缓地析出，避免药力太强，出现相反的作用，防止养阴太过而伤阳。在《本草分经》中就有记载：“麦冬甘、微苦，微寒。润肺清心、泻热生津、化痰止呕、治嗽行水。”善于清养肺胃之阴，亦可清心经之热，本身就具有生津止渴、养阴润燥的功效。

乌梅味酸，与麦冬相配，正好体现了中医说的“酸甘化阴”，并且乌梅具有开胃生津的效果，两者同用可以化生阴液以滋阴，增强了养阴润燥、生津止渴的功效。

推荐食谱：麦冬乌梅茶

原材料：麦冬 10 克，乌梅 2 颗。

制作方法：先将麦冬放入杯中，用沸水倒入半杯，冲泡 1 分钟，然后用杯子的滤网取出麦冬，这相当于先给麦冬清洗一遍，去除表面的杂质；然后用麦冬泡一整杯水，放入两颗乌梅，盖上杯盖，拧紧，静置 5 分钟即可开盖饮用。此茶饮会有淡淡的甘甜和酸味，不但能够养阴润燥，控制皮肤干燥，还有提神醒脑的功效。

不过，麦冬虽好，但不宜多用，因为麦冬味甘黏腻，易留湿邪，湿邪困脾证，对于一些因脾虚运化失职引起病症的朋友，不宜使用。在临床上也会对患者朋友稍加辨证，例如对于痰多口淡、胃口欠佳、伴有泄泻的女性朋友也会斟酌应用。

长皱纹，是因为你的津液不够滋润

从医学上讲，皱纹的形成和表皮细胞的衰老有密切的联系。随着年龄的增长，机体的新陈代谢变缓，细胞活性大大地降低，细胞增生的速度放缓，细胞的新生速度再也无法代偿细胞衰老的速度，就会出现皮肤皱褶的现象。

其次是因为皮肤表面的油脂分泌不足，造成皮肤干燥破损，诱发皱纹的产生。之前我们提到过，痘痘的形成和油脂分泌有关，有的女性朋友为了制止痘痘生长，在这方面“下功夫”，用一些去油比较厉害的清洁剂清洗皮肤。但是这样做痘痘不一定能消除，还会产生新的问题：油脂对人体的皮肤有一定的滋润保护作用，如果油脂不足，就会造成皮肤粗糙干燥，导致皱纹的产生。

说到保湿，我建议女性朋友可以用一点凡士林来抹脸，因为凡士林温和无刺激，在医学临床上一直被用来当成润滑剂，相当于给皮肤抹上一层薄薄的油脂，不但有温润的功效，还能使皮肤光滑细腻。我不建议女性朋友用太多的化妆品，特别是粉末之类的，这些细小的颗粒会堵住毛孔，引起痤疮和皮肤粗糙的问题。

其实从本质上讲，皮肤出现皱纹还和细胞的水分有关系。我们知道皮肤的角质层可以从体外吸收水分，让皮肤处于一定的湿度，其实皮肤的湿度保持在 10% ~ 20% 是最佳的状态，如果低于 10%，皮肤就会显得粗糙松弛，久而久之就会形成皱纹。

说了这么多皱纹的形成原因，有的读者一定着急问了，有什么方法能够预防或延迟皱纹的出现吗？上面讲到皱纹的形成和油脂、水分都有很大关系，在中医中，水分和油脂同属于人体的津液，实际上皱纹的形成也是缺少津液濡润作用的结果。所以我们可以从补充津液入手，来预防皱纹的出现。

补充津液的食疗方，我当然首推物美价廉的银耳雪梨羹，这道饮品想必大家都听说过。银耳雪梨羹具有滋润皮肤的功效，从古到今一直被用来当成护肤的佳品，早在明代就被宫廷中的貌美女子当成养颜佳品争相食用。

银耳本身富有天然植物性胶质，加上它的滋阴作用，长期服用可以润肤，并有祛除脸部皱纹的功效；梨中的果胶含量很高，有助于消化、通利大便，有利于机体毒素的排出。毒素排出去了，不仅身体变松了，脸蛋也干净多了！

推荐食谱：银耳雪梨羹

原材料：银耳 3 朵，雪梨 1 个，冰糖少许，红枣 5 颗。

制作方法：将银耳洗净切成小朵泡发，雪梨去皮切成小块状，一同放入锅中炖煮，清水不要加得太多，稍微没过食材即可；加入冰糖和红枣，小火慢炖 30 分钟，不断地用勺子在锅中搅拌，让水分充分蒸发，把汤汁收浓，呈一定的黏液状最佳。

凡是润肺的食物，都能润肤养发

看了标题，很多的女性朋友要有疑问了，这章主要介绍美容养颜，怎么突然又扯上肺了。其实肺在中医中称为“华盖”，主皮毛，人体的皮毛依赖于肺的精气以滋养和温煦，皮毛的散气与汗孔的开阖也与肺的宣发肃降功能密切相关。

所以身体里肺气的充沛与否，也就关系到皮肤的光滑细腻。肺和皮毛两者之间相互作用，相互联系。举个很简单的例子，当机体受到寒邪侵袭，皮毛首先受寒，会出现一些发烧、咳嗽、流鼻涕等感冒的症状；当机体肺部感染，也会表现出怕冷、潮热盗汗等皮毛的症状。

有些女性朋友头发萎黄稀疏，皮肤黯淡，没有光泽，其实也是由肺气虚衰、宣发肃降功能失司导致的，如果人的肺气充足，皮肤就滋润光泽，富有弹性。

所以要想皮肤好，除了补充津液，我们也可以从肺论治。曾经有一个朋友就找到我，她来找我的时候整个人感觉都是憔悴的，特别是脸色，看起来晦暗，并且紧锁着眉头。这个朋友一进诊室就整个人蜷缩在椅子上，脑袋耷拉着，除了这些症状之外，她还有个典型的症状就是怕冷。

记得很清楚当时是夏季，因为在诊室里开了空调，所以她进来的时候不自主地把外套穿上了，说是怕风，只要一招风，全身就打哆嗦。

我当时问完病情，给她号脉，看了舌苔，发现她存在典型的肺气虚症状。肺的宣发肃降功能失调，卫气不固，导致汗孔开阖失司，所以不能抵御风邪。皮毛失去肺精气的滋润濡养，出现了不正常的肤色和表现。

当时我除了给她开了以玉屏风散为主的方子之外，还给她介绍了一个润肺理气的小偏方——百合煮花生。

百合在中药中具有补肺润肺的作用，是用来润肺的常用药物。清代医家吴仪洛曾经指出："久嗽之人，肺气必虚，虚则宜敛，百合之甘敛，甚于五味之酸收也。"尤其是肺虚干咳久咳，最宜服食。说的就是百合治疗肺虚的功效之最。

百合的吃法有很多种，用来补肺养肺的时候最适合和花生一同煮食。花生性平，味甘，善补肺气，又能润肺，《滇南本草图说》中就有记载："花生补中益气，盐水煮食养肺。"两者同用，润中有养，养中有润，对于肺气虚衰导致的皮肤萎黄有很好的疗效。

这位朋友经过服食中药两周，怕冷的症状好了许多。我让她停用了药物治疗，辅以饮食疗法，每天食用一碗百合煮花生，一个月后，她开心地来找我复诊，说这些症状全都消失了，而且还告诉我说，她的皮肤变得光泽起来，也富有弹性了。

我希望你也学会这个小方法，能够润肺护肤，更能滋养头发，何况是道食疗小偏方，味道也非常不错。

点捶血海穴，祛斑有奇效

女性朋友们对脸上的斑点都会比较在意，特别是 30 岁左右，生完孩子之后，女性脸上或多或少会出现一些色素沉着，从西医的角度解释，一般会认为和女性内分泌的变化有关系。

从中医的理解上来说，人体上出现的斑点，大多数的颜色和我们血液凝固时的颜色差不多，呈深褐色，说明是体内气血妄行，外溢肌肤腠理而形成的。简而言之，就是血瘀在皮肤上的表现。所以我们在治疗时需要从调血化瘀入手，除了食疗，推荐大家没事的时候刺激一下血海穴。

说到血海穴，光听名字你就知道和体内血液有很大关系，血海穴是足太阴脾经上的腧穴，“血”是指受热变成的红色液体，“海”形容的就是血液奔腾运行如大海状。脾又主统血，足太阴脾经所生之血汇聚于此。所以按摩此穴有化血为气，运化脾血的功效，对血溢肌表而形成的斑点有较好的疗效。血海穴位于股前区，髌底内侧端上2寸（约7厘米），股内侧肌隆起处，在股骨内上髁上缘，股内侧肌中间。

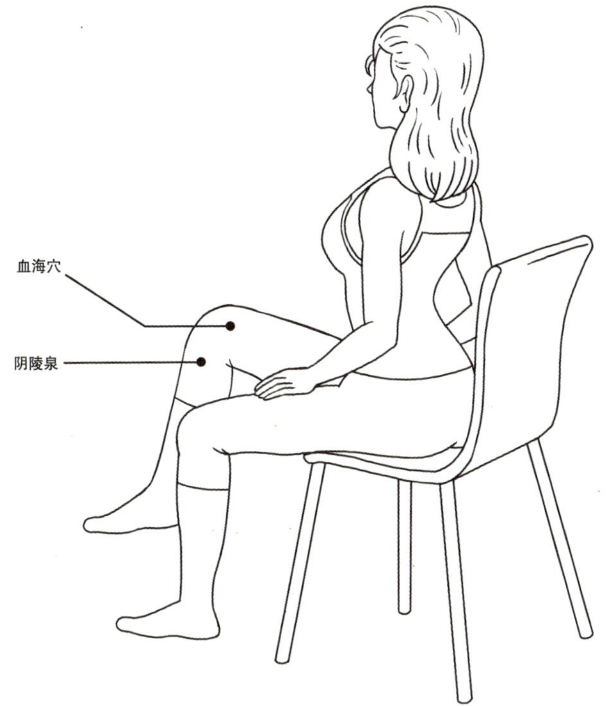

前段时间我去金融街的外企做了一次讲座，因为女性观众比较多，我就专门准备了女性朋友喜欢的美容养颜的专题——如何祛斑。

我一边现场展示按摩血海穴的方法，一边讲解："有很多女性朋友也知道按摩血海穴祛斑，但是效果并不是很明显。是血海穴的疗效不好？是大家没有按对位置？其实都不是，是大家没有掌握按摩血海穴的方法。"

我现场提问了几个外企的女员工，她们都是像按摩其他穴位一样，对着血海穴按揉。于是我一边纠正，一边说："血海穴的按摩和其他的穴位不一样，需要我们盘腿打坐，我们可以坐在瑜伽垫上，双腿互盘。然后将拇指和其余四指分开，虎口贴着大腿的肌肉，从腿根一直推到我们的膝盖内侧，再从膝盖推到脚踝最高点。”

“这些是按摩血海穴之前的准备工作，疏通我们的足太阴脾经，刚才我们推行的方向就是足太阴脾经的循行方向。通过这种推行的方法将双腿推得微微发热，然后我们双手握拳，在两侧的血海穴处上下轻微地捶击，力度无须太大，每天坚持 30 分钟左右，会起到意想不到的效果。”刚讲完，这些女性朋友们就迫不及待，跃跃欲试，我一边纠正她们的动作，一边回答她们的问题。这次讲座收到了不错的效果。

过了两周，那位外企的高管来找我调理身体，说我现在都成为他们企业的名人了，而那两次讲座教的几招养生保健的方法，现在整栋大楼的人都在尝试，大家都说非常受用。

申时按摩膀胱经，排出毒素一身轻

人体自身就是个巨大的清洁系统，具有很多的排毒脏器，例如肾脏、肝脏等，都有解毒的功效。所以我们平时代谢的一些废物，可以通过自身的清洁作用，排出体外。

一般来说，我们排毒有三条途径：首先，泌尿系统通过尿液将体内的毒素排出；其次，消化系统通过粪便的形成将体内的毒素排出；最后，毛孔通过体液的排泄，将毒素排出去。

我们的膀胱经是十二经脉中穴位最多的一条经脉，共有 67 个之多，并且膀胱经的循行部位主要在人体的后背和大腿后侧。中医里把膀胱经形象地比喻成人体的栅栏，是抵御外界侵袭的重要屏障。

同时膀胱经是人体最大的一个排毒通道，和尿液、体液这两条途径密切相关，人体大约 70% 的代谢废物和毒素都通过膀胱经的作用排出，再加上五脏六腑在体表的反应点基本都在背部的膀胱经上，所以膀胱经和体内的脏腑联系也最为密切。也就是说，膀胱经相当于身体的排污管道，我们可以通过刺激膀胱经，调动膀胱经气血运行，将体内的毒素有效地排出。

中医讲究整体观念，指的是天时、地利、人和。申时相当于下午 3 点整至 5 点整，周身气血流经膀胱，是膀胱经当令的时机，所以在申时按摩膀胱经就再合适不过了。

申时按摩膀胱经，最好的方式是用刮痧板刮膀胱经，因为要按摩的部位位于脊柱的两侧，背部的肌肉比较厚实，所以用刮痧板可以增强刺激的力度。

你可以让家人在你的背部，顺着膀胱经从上到下刮动，到特

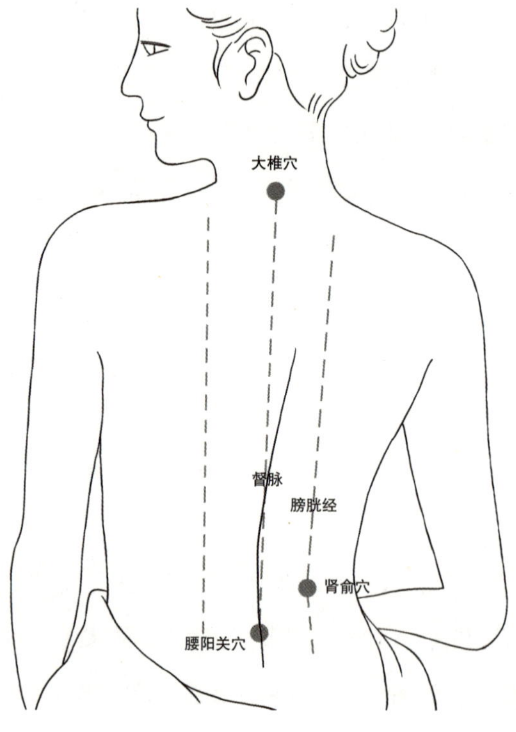

殊的位置（肾俞穴等）可以特意停顿一下，用力向下按压。刮动的力度不宜太大，次数也不要太多，以皮肤出现红润为宜，按压特定位置以出现微微的疼痛为佳，每次按压 10 次左右，每天可以坚持 3 ~ 5 次。

随着不断地按摩，你会感觉到有一股热流从背部往下窜动到腰部，腰部也出现温热的感觉，其实是膀胱经的气血被调动起来运行周身。

这个方法可以起到排毒养颜的功效。我记得有位女性朋友，在我告诉她这个方法之后，她回去让自己的爱人帮她刮膀胱经，一段时间之后，连困扰自己多年的便秘都改善了，脸上的气色也好了很多。可见，这个方法还是很有效果的。

按揉睛明穴，告别黑眼圈

这节要讲的内容，广大的读者朋友都非常的熟悉，因为在眼保健操中就有这个穴位——睛明穴。我们在上学的时候经常做的眼保健操的第二节就是按揉睛明穴，所以对睛明穴缓解眼部疲劳再熟悉不过了。

现代的女性朋友工作压力非常的大，时常晚上加班到凌晨，白天还得早起赶公交，所以睡眠就很容易打折扣，这种情况在大城市特别常见。我大学毕业后来北京工作，在医院的急诊室工作过一段时间，由于病人多、工作忙，记得当时急诊室里的女医生和护士基本上都和我一样，大家或多或少地都被黑眼圈困扰。

其实对付黑眼圈最好的办法就是美美地睡一觉，但是迫于学业和生活的压力，这已经成为一种奢望。眼保健操可以调整眼部及头部的血液循环，调节肌肉，改善眼疲劳。其中眼保健操第二节按揉睛明穴又是重中之重。

睛明穴是足太阳膀胱经上的腧穴，又是手太阳小肠经、足太阳膀胱经、足阳明胃经、阴跷脉、阳跷脉五脉交会穴。足太阳膀胱经的气血在此穴处所出，是湿润眼睛液体的重要来源。所以此穴有泄热明目、祛风通络的功效，对于黑眼圈有预防治疗作用。

有位患者朋友被检查出了子宫肌瘤，在我这调理了半年，效果非常好。可是她有一个很严重的“面子”问题——黑眼圈严重。有一回，她实在忍不住问我，有什么办法能改善她的黑眼圈。

其实，我非常理解她，这位朋友的生活很累，既要忙工作，又要带孩子，睡眠少，休息得也不好。我想了想说：“教你个消除黑眼圈的方法吧，其实就是眼保健操第二节——按揉睛明穴。”

她一脸诧异。

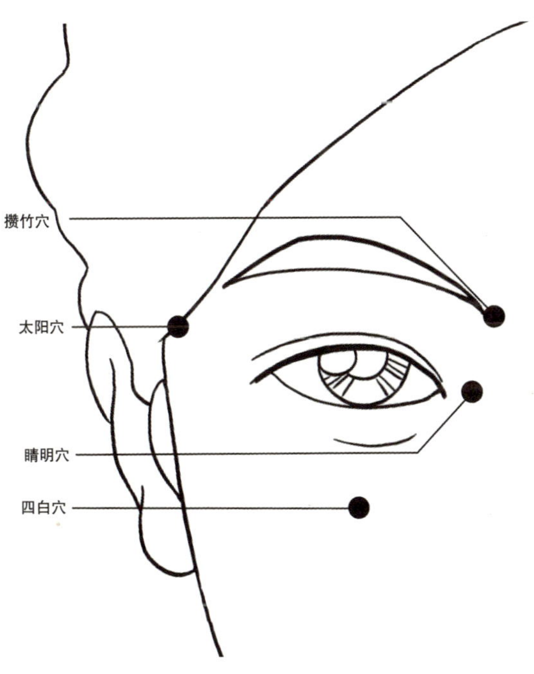

我手把手地教她在两边眼底下方找到睛明穴的准确位置，然后用双手的拇指指腹抵住睛明穴，其他四指散开弯曲如弓状，支在前额上，按探面不要太大，闭上双眼，有节奏地上下按压穴位，每拍一次，做八个八拍。

现在你也可以做一做、试一试，相信你再睁开双眼，就有一种放松的感觉，眼睛一下明亮了许多。黑眼圈其实就是眼圈周围的血液运行不畅导致的瘀滞，按揉睛明穴有化瘀通络的作用，自然而然地就能消除黑眼圈。

这位女性朋友学会了这个方法之后，每天一有空就按摩睛明穴，告诉我说感觉眼睛轻松多了，黑眼圈也有了改善。当然，我告诉她，休息是最好的“药”，真心希望她能过得轻松一些。

带脉常敲打，甩掉“游泳圈”

在上学阶段，很多女性同胞都没有“游泳圈”的烦恼，毕业离开学校，工作两三年，体型便开始发胖，身体就开始发福，特别是腰腹部那一圈，越来越大。很多30岁以上的女性朋友，无论是否生过小孩，肚子上都有了一圈肉。

其实“游泳圈”的出现主要和生活节奏、饮食习惯、思想负担有关系。女生在学校时生活比较悠闲，再加上没什么负担，也有时间运动，生活还是挺健康的。

生完孩子之后，女性机体的激素水平失调，再加上看孩子劳累，也没时间运动，不出半年时间，身体就开始发福，别的地方都不明显，就肚子那块，原来年轻时候的裙子都穿不上了。

出现这种情况，除了要管好自己的嘴，少吃肥甘厚腻的食物，少喝酒，多运动之外，我们还有没有其他的方法控制体型呢？我在这节内容里将教给广大女性朋友们一个简单易行的推拿按摩方法——拍打带脉。

带脉就是人体平腰脐一周，相当于人系腰带的位置。我们腰腹部位的赘肉和带脉密切相关，为什么上学的时候，没出现“游泳圈”，因为那时我们经常站起来活动，坐着的时候少。

然而，上班的时候，我们经常一整天坐在椅子上，除了上厕所需要站起来，其他大部分时间都是蜷缩着肚子，所以就会造成带脉气血的瘀滞，腰腹部脂肪堆积、排泄不畅，于是就出现了“游泳圈”。所以拍打带脉，使带脉气血运行通畅，则对腰部减肥有很好的效果。

记得最近一次和别人介绍拍打带脉是在老同学聚会上。毕业后，同学们都去了不同的地方发展，也有了各自的生活，所以见一次面很不容易，难得的是这次聚会同学们差不多都来了。好久没见，我觉得大家变化还是挺大的，特别是体型，好多同学都开始发福了。

大家都非常惊讶我的体型为什么还能保持得这么好，没怎么发胖，都打趣道：“可以啊，这么会保养啊。”我连忙开玩笑：“是你们的生活条件太好，我过得比较清苦啊。”有位上学时和我关系比较好的同学，毕业就回老家工作了，这次见面都快认不出她来了，肚子真的和怀胎十月一样，一点都不夸张。

她也表示对此比较烦恼，我就教她平时空闲的时候可以拍打带脉来减轻“游泳圈”的症状。首先将我们的腰带解下，然后用双手在腰部周围一圈顺着带脉循行拍打，动作要柔和，力度要适中，以出现清脆的“啪啪”响声为宜，拍打 300 ~ 500 下，带脉周围一圈发红发热为止。

找到腰部两侧的带脉穴，以肚脐为中心画一横线，以腋下为起点画一条竖线，两条线交点就是带脉穴。双手握拳，同时拍打带脉穴，拍打 200 下左右，会感觉腰腹部有灼热感。每天都可以坚持做数次，夜晚睡觉前拍打一次，效果更加明显。

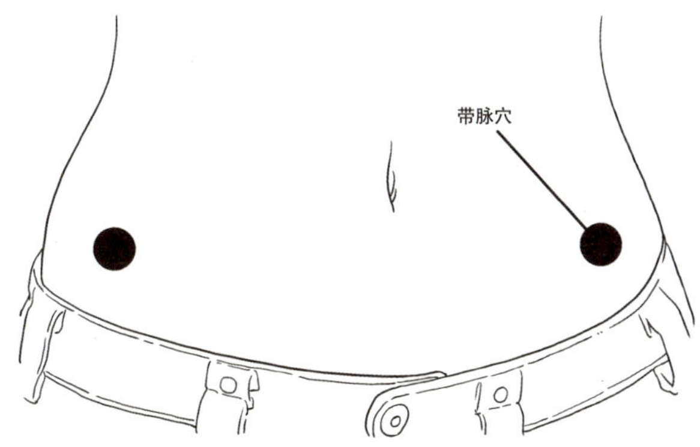

聚完会，同学们就又各奔东西了，几个月后我接到她来的电话，从电话声音中就可以感觉到她的开心。她说多亏了我教她拍打带脉的方法，现在肚子和之前相比小多了，老公都说她越来越苗条，越来越年轻了。

我笑着说："这还不是你自己努力的结果。"

说到这里，我也希望每位爱美的女士能够勤动手起来，没事的时候拍拍带脉，既能减肥又能排毒，而且不受时间和地点的限制。

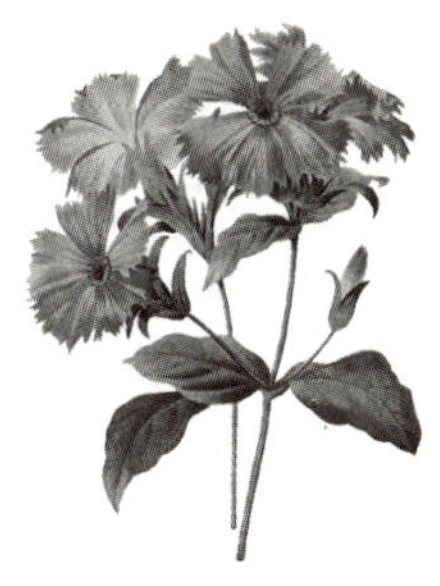

05 Chapter

养妇科，呵护好女人的秘密花园

妇科的问题是女人独有的问题，也往往是最让女人感到难堪和苦恼的问题。其实妇科和身体其他健康问题一样，关键也在于日常的呵护和调养。守护好卵巢和子宫的健康，不仅妇科疾病会绕道而行，更能够延缓女人的衰老。所以，女人的秘密花园，大家一定要重视起来。

卵巢与雌激素，女性的美丽源泉

如果你要问我女性美丽的源泉是什么，我要告诉你，女性想要长久美丽，依靠的是卵巢分泌的雌激素。

西方医学研究发现，雌激素是由卵巢分泌的一种女性激素，它的数量非常之少，它同孕激素、雄激素一起，在大脑高级中枢的调控之下，通过下丘脑－垂体－卵巢这样一个三级结构来有效控制女性发育、月经和性功能的正常运行。这三级结构相互制约、相互影响，也就是说，从大脑到卵巢之间的任何一个环节发生障碍，都可破坏平衡、导致雌激素分泌的紊乱。

你完全不需要把雌激素在人体里如何发生作用搞得太清楚，只需要了解这是一个非常复杂、烦琐的过程。人类的身体很精妙，这是一个非常严谨、精细的过程，哪里出了问题，你的身体都会有不适的反应。

可是在临床上，我们发现现代女性卵巢功能早衰的情况越来越多，严重威胁女性身心健康。因此，卵巢保养对于大多数女性来说，已经被写入了议事日程。雌激素主要来源于卵巢，雌激素的分泌不足不仅会影响月经，还会使卵巢早衰。

一般来说，女性到了 35 岁以后，大约有 70% 的女性雌激素过低。雌激素过低通常多见于生完孩子以后的女性、做完流产的女性，一般症状主要表现为月经量少，月经周期较长，甚至出现闭经等后果。所以调节雌激素的分泌，对于女性来说是非常重要的，那么如何调理我们的雌激素呢？

如果只是出现心烦易怒、皮肤晦暗、白带减少等较轻的雌激素低下症状，可以通过食疗的方法保养卵巢，促进雌激素的分泌。

对于雌激素不足的女性，我一般会建议大家多食用一些蜂王浆，因为蜂王浆中含有微量雌激素，可以恰到好处地弥补女性雌激素的不足。不仅如此，鲜蜂王浆还含有多种扶正固本、无毒副作用、效果持久的天然珍稀成分，其中大量的氨基酸、维生素和微量元素能补充人体营养，满足生理需要。

当然，女性要保持健康的体魄和美丽的容颜，除了饮食的调理不能掉以轻心，也应该从心理卫生、生活规律、维持理想体重、充足的睡眠、缓解生活压力，以及适量的运动等方面着手和注意。

如果你出现了视力下降、外阴萎缩、内脏下垂等症状，可能也是由于内分泌不足所引起，我建议你尽快进行雌激素检查，根据医嘱选择合适的药物调节卵巢的雌激素分泌，不可自行服用药物，因为女性雌激素如果过量也可能会引起子宫内膜癌变的。

如何补雌激素是目前医学研究的热点，早前流行的口服雌激素由于受到胃酸、肠道微生物和肝脏等因素的影响，补充雌激素的效果并不是很明显。这一章我主要为大家介绍一些通俗易懂，操作起来简单易行的方法，为姐妹们的美丽保驾护航。

各种经期问题，从调理卵巢入手最有效

最常见的妇科疾病就是经期问题，相信广大的女性同胞们深有体会，在女性一生中或多或少都会出现月经的异常，严重者伴随一生。

有人把月经称为女性身体健康的“晴雨表”，在中医古籍中就有记载：“凡看妇人病，入门先问经。”现代生活压力和精神压力的增大，很多女性朋友无暇顾及自身的月经问题，根本不把痛经、闭经等月经不调的问题当回事。特别是很多未婚的年轻小姑娘忽视月经问题，简单地认为也就来月经的时候才会受些影响，也不影响平时正常的生活，无关紧要。

其实月经出现不规律的情况，很多时候是和卵巢的健康息息相关的。当卵巢出现早衰时，很多女性朋友就会出现月经不调的各种症状。从西方医学上讲，月经和身体内的雌激素关系密不可分，而雌激素恰恰是卵巢功能的体现，所以月经有问题，卵巢一定脱不了干系。

所以在女性养生方面，对卵巢的保养显得尤为重要，接下来介绍两种保养卵巢的小方法，希望对广大的读者朋友有所帮助。

首先，教给大家一个比较容易的方法，可以通过食疗慢慢地调理卵巢。大家肯定听说过“猪蹄美容养颜”的说法，因为猪蹄中含有大量的胶原蛋白，这相当于一层浓郁的保护膜，可以很好地保护卵巢。

推荐食谱：猪蹄花生煲

原材料：红皮花生米 200 克，红枣 10 颗，莲子肉 250 克，猪蹄一个，盐适量。

制作方法：先将猪蹄用开水汆烫一遍，然后用小刀在猪蹄表面刮动，去除表面的一层脏东西，然后剁成小块，放入锅中；加入清水，完全没过猪蹄，放入葱、姜、蒜去腥，小火慢炖 2 个小时左右；将花生米、红枣、莲子放入，继续同煮半小时，最后加入少量的食盐调味即可食用。

其次，教给大家一个我的临床经验，这是通过几十年的行医生涯总结出来的，希望对大家有所帮助。既然卵巢对于月经影响这么巨大，卵巢的点点滴滴都可以在月经上有所体现，为什么我们不能反其道而行之，通过在经期进行调节，反过来保养我们的卵巢呢？

中医认为，在女性月经不同的周期阶段，体内的阴阳气血都处于不同的状态。在月经来潮时，是整个经期中阳气最旺盛的时候，属于“阳长”，这时候一定要以温阳为主，保持小腹部的温暖，例如可以用一些热水袋等物品放在小腹部。

在月经中期时，这时候经血处于大量流失的状态，就需要以补血为主，例如喝一些当归红枣汤等。这时候千万不可再运用温阳的方法，因为温阳会加速血液的流动运行，会造成经血流失过多，只有宫寒的人才需要温阳。

在月经快完的那几天，一般以阴长为主，应当静养阴血，食物上以清淡滋养为主，平心静气地等待月经期的结束。按照女性经期的自然规律来调养，可以使卵巢的功能发挥正常，疏泄有度则能长盛不衰。

谨防卵巢早衰，观察身体的微妙变化

卵巢早衰多见于 35 岁左右的女性朋友，尤其是 30 岁刚出头的女性多见，对于那些没有生育过的女性患者朋友危害巨大，我在临床上碰见最多的就是有生育需求的女性朋友。

其实我在临床上碰见的患者朋友，基本上都是卵巢早衰发展成为疾病（例如不孕症）的时候才想起看医生的，这时候再想治愈难度就比较大了。患者经常是因为长时间的闭经来医院就诊的，要知道的是，很多女性闭经时间如果超过了一年，自然怀孕的概率就大大地降低了，甚至连 10% 都不到。

当女性朋友意识到自己需要治疗的时候，这时候的卵巢早衰就很难逆转了，所以我们需要及时发现早期的一些蛛丝马迹。如果能够及早发现这些敏感的信号，就能够及早治疗。

在卵巢早衰的早期阶段，还在隐形病变的时候，我们该如何发现，这就要从卵巢的病理生理特点入手。卵巢早衰的病理生理变化：卵泡的枯竭加速，卵泡的数量储备不足，雌激素分泌减少，导致优势卵泡发育不良，无法形成成熟的卵泡。

既然和卵巢早衰密切联系的是雌激素的变化，肯定会通过雌激素在身体上发生一定的变化。众所周知，雌激素对女性朋友有很大的作用，例如维持女性第二性征，促进女性的均匀丰满的皮下脂肪分布，产生性欲等。

所以卵巢早衰出现的早期信号就比较明显了，大多数女性患者最早期的变化是性生活的不和谐。患者在进行性生活时会感觉阴道干涩，分泌物减少，摩擦力增大，甚至产生性交痛，后来渐渐发展成为性欲低下和月经紊乱。

我前段时间就接诊了一位 30 岁左右的女性，她最初来就诊就是因为性生活不和谐，导致丈夫整天在家里和她吵架，对她态度极其冷淡，横挑鼻子竖挑眼的。她去其他医院已经看了一个月了，那边的大夫也就让她用一些水性的润滑液，没有其他什么好办法。

通过我耐心地询问，原来她一个月前刚出现阴道干涩，性生活对于她就像一项艰巨的工作，特别困难，每次都感觉火辣辣的刺痛。刚开始还没有留意，以为是偶尔一两次，后来她才发现每次都这样。因为性生活有不舒服的感觉，所以每次她一想到要过性生活就会产生恐惧的感觉，久而久之，这位患者已经明显性欲低下了。

我让她做了内分泌激素水平、阴道 B 超、免疫指标的测定，根据结果和触诊，可以判断出她的卵巢已经有一些早衰的倾向。我和她解释完了之后，还好她已经生育了一个孩子，压力没有那么大。

找到病因之后，我就针对卵巢早衰，给她制订了一系列的治疗方案和注意事项，这个疾病的治疗比较麻烦，需要中西医结合治疗。但是通过早期发现、早期治疗，一般都可以改善。几个疗程之后，她悄悄地告诉我现在夫妻生活已经越来越和谐了。

讲这个例子就是希望提醒各位女性朋友，如果你在一段时间内突然发现自己的性欲减退，或性生活出现障碍，就一定要警惕了，可能你的卵巢已经开始早衰了！

卵巢保养，要顺应你的体质

如果发现了卵巢早衰的信号，很多女性朋友想到的就是对卵巢进行保养。从中医角度来讲，保养卵巢也要遵循两个原则，那就是顺应女性朋友自身的体质和卵巢的周期变化。

市场上有很多美容院都打着中医保养卵巢的旗号，进行美容养颜的商业活动，有些女性朋友盲目消费，花了许多钱，但效果并不明显。这就是因为每个女性朋友的体质是不一样的，而美容院运用的保养方法基本上千篇一律，有些时候运气好，碰到体质正好和养生方法适合，效果就明显，大多数的时候运气没有这么好，所以好多女性朋友就会抱怨中医无效。

其实对于保养卵巢，最好的方法就是中医养生，因为中医的三大理念之一就是“整体观念”，讲究天人合一，因人、因地、因时。不同女性选择不同的养生方法，每个女性都有自己一套特有的养生方法。

中医里，把人的体质分成阴、阳、寒、热、虚、实，其实这些体质并不是绝对的，每位女性朋友身上都有，只是偏向某一方向而已。例如满脸青春痘的女性朋友一般属于热性体质，成天没事就抱着个热水袋的女性朋友就偏寒性体质，四肢粗壮的运动员一般就属于实性体质，等等。

卵巢的保养首先是要分清楚女性朋友的体质，这样才能制订合适的保养方法，起到事半功倍的效果。我曾经就碰见过因体质变化而延误病情的病例，这是怎么一回事儿呢?

那时我们科来了一个刚毕业的实习生，跟着我抄过一阵方子。日积月累，她也掌握了不少。有一天她特别不好意思地跟我承认了一个错误。事情大概是这样，她有一个姐姐住在外地，也是卵巢早衰的情况。她知道我的方子有效，于是就把我给别的患者开的方子抄给了她姐姐，让她姐姐照方抓药。

可是结果却和她想的不太一样，一开始，她姐姐的情况有所好转，可是又过了一段时间，她姐姐的情况又突然变得更严重了，而且总是感觉不适。

我想了想，语重心长地告诉她："就算有一成不变的疾病，也没有一成不变的病人，中医讲的是辨证，这个辨是要根据每个人不同情况而做出判断的。"她点点头，承认了自己的错误。

后来她姐姐坐火车来了，我当面给她姐姐看了一下，才明白这位女士一开始身体是偏热性，在调理卵巢早衰时，方子上的药是偏一点苦寒的，所以相对对症。但后来这位女士的体质已经变得平和，这时候就不能再用苦寒的药物。可是她还是按照老方子抓药，结果脾胃出现了不适的症状，这一下前功尽弃了。

我重新给这位女士开了方子，用了温阳暖宫的方子加减，并且用了一些补充元气的药物，如黄芪等。服用完一段时间之后，效果很明显，复诊时我又根据她的身体变化调整了方子。

小实习生一脸羞愧，我嘱咐她说："下次别这样了，看病不是套公式，一个人一个方子，有时候就是一两种药的区别，但是效果却大不相同。"她使劲地点点头。

其实我也能理解她助人心切的心情，确实由于看病的局限性，患者朋友可能需要从很远的地方过来，但是出于医学的严谨性和对症效果，我还是希望大家不要随便去照别人的方子抓药，否则很有可能得到相反的效果。

子宫是女人的第二张脸，一定要好好呵护

中医中经常讲“五脏”，指的是肝、心、脾、肺、肾。大家都知道五脏很重要，如果五脏不健康了，身体一定会有影响。但是对于女性朋友，还有一个特别重要的器官，那就是子宫。我经常说子宫是女人的第二张脸，它在女性一生中的作用，不亚于其他的五脏。

大多数女性朋友都认为子宫的主要功能就是孕育胎儿，所以有些人就提出了这样的观点：女性朋友来月经非常麻烦，如果没有孕育胎儿的需要，有些痛经的朋友可以选择将子宫切除。

这种观点我是非常反对的，因为子宫除了具有月经、生育、内分泌功能，还有其他强大的功能，能保护女性身体的健康。

首先，要说的是子宫的“自净”作用，有些人嫌弃来月经麻烦，就想着等生育孩子之后就将子宫切除，一劳永逸，殊不知每月一

次的月经相当于是每月一次对阴道的清洗，将生殖器内的一些代谢废物和细菌等有害物质排出体外，让身体免受感染的风险。

其次，子宫帮助我们维持内分泌平衡。子宫能分泌多种激素，例如泌乳素、上皮生长因子、内皮素等，参与女性的内分泌功能，起到不可替代的作用，防止内分泌紊乱引起的其他疾病的发生。

再者，子宫的存在，可以促进女性造血系统的活跃。每月一次的月经是机体新陈代谢的一部分，有利于血液系统的更新和有毒物质的排出。

最后，就是子宫对卵巢的保护作用。前面的章节介绍了关于卵巢早衰的各种危害，卵巢的供血有 50% ~ 70% 与子宫密切相关。如果卵巢失去了子宫的支撑作用，血液循环会受到严重的影响，会大大地降低卵巢的内分泌功能，甚至导致卵巢衰竭，对女性朋友的健康造成非常不利的影响。

可以看出来，子宫和其他的脏器一样对身体非常重要，都需要我们小心地呵护。子宫通过阴道和外界相互联系，最容易受到寒邪侵袭，所以就有了一个大家常听说的名词——“宫寒”。下一节就为大家讲解“宫寒”对女性朋友身体的影响。

“宫寒”，不仅仅让女人不孕

说到“宫寒”，大多数读者朋友第一反应就是不孕，的确在临床遇到的不孕女性患者，大多数都是由“宫寒”造成的，但是“宫寒”的危害不仅仅会导致不孕，还会引起其他很多妇科疾病。

中医中所指的“子宫”和西医中的“子宫”概念不一样，范围要更广一些，包括子宫、卵巢等子宫附件。“宫寒”出现的原因大部分都是因为女性自身的体质，有些女性本身就是虚寒体质，平日里就怕冷，手足很容易出现发凉的症状，体内的阳气极其缺乏，就容易导致“宫寒”。另外，现在有些女性朋友的生活习惯特别不好，喜欢在寒冷的冬季穿超短裙，或为了美丽穿着过于单薄，并且为了贪图凉爽，经常吃一些冰激凌、冰棍，这就很容易导致寒邪侵入机体，这类“宫寒”完全是女性朋友自己“作”出来的。

“宫寒”除了会造成不孕之外，还会导致女性月经异常，因为“寒则气凝，血行不畅”，容易造成月经的不规律，经期不固定。在临床上经常遇到这样的患者，这类病患常常月经延迟，并且在来月经的时候通常会有严重的症状——腹痛难忍。

曾经我就碰过一位女性患者，她也就十五六岁，每次来月经的时候都要跑医院，没别的症状，就是腹痛，这种疼痛是剧烈的，住院的时候也就用一些止痛药物，度过经期的头两天，症状就消失。后来，她通过朋友介绍，来我这里调理。

这就是“宫寒”导致的明显月经异常现象，这位小姑娘每次来的时候，我都细心地给她进行调理，但是她的“宫寒”是先天性的体质导致的，所以治疗的效果就非常缓慢。“病去如抽丝”，因为这种与生俱来的疾病，要通过后天的方法改变，不但得用上医疗手段，还需要患者朋友自身的配合。

无论是先天性的还是后天失养所致的“宫寒”，都可以通过改变生活方式，运用中医养生的“暖宫”大法，逐渐地改变子宫的生活环境，使机体恢复正常的状态。下面介绍几种常用的临床“暖宫”保健方法给大家。

首先，要介绍的是我经常推荐给身边女性朋友的“暖宫操”，这套保健手法在我们科里广泛运用，每个坚持做的患者朋友都说有效。具体的方法是：先在床上平躺着，闭上双眼，用鼻子吸气，大嘴张开吐气，呼吸吐纳 5 分钟左右，将身心放松下来；然后起身，双膝自然分开，跪在床上，身体尽量向前倾斜，腰部要伸直，同时胸腹部尽量贴近床面，保持 5 分钟左右；最后将口闭上，采用腹式呼吸的动作，做提肛的运动，大概 3 分钟过后，会明显感觉到腹部的子宫随着身体一起做收缩运动。每天可以坚持两次，早晚各一次，效果最佳。

其次，就是物理升温，因为子宫位于人体的盆腔中，最靠近的是腰腹部，所以可以利用外界加温的方式提升子宫的温度。例如在冬季的时候注意腰腹部的保暖，不要穿露脐的衣服，少吃生冷食物。还可以在我们的耻骨联合（肚脐往下第一处摸到的骨头）上缘用热水袋贴着进行热敷，“宫寒”的女性朋友最喜欢这种加热的方式，通过对小腹部的加热，可以舒缓不适的症状，最受大家欢迎。

但是这种方法治标不治本，虽然能够有效地缓解症状，但是对于改变“宫寒”的本质作用不大，下节就为大家介绍一些暖宫的实用小妙招。

“暖宫”妙法——多按阳池穴

说到“宫寒”，除了自身调理以外，是没有什么立竿见影的治疗方法，临床上药物治疗疗效也不理想。不过，我们中医有些特殊诊疗手法具有一定的疗效，可以有效地缓解症状，大家不妨试一试。

在寒冷的冬季，很多女性朋友喜欢在怀中抱一个热水袋，觉得这样舒服。有些女性朋友甚至在夏天，也会用暖宝宝贴在腹部或者腰背部。

人们现在医学知识水平提高了，广大的读者朋友都知道这是由阳虚引起的，在女性身上就体现为“宫寒”。用普通的保暖方法，只能治其标，不能治其本，我们可以从源头入手，来缓解手脚冰冷的症状。

有个穴位一听名字就知道是个汇聚阳气的地方，它就是阳池穴。“阳”指的是阳气的意思，“池”指的就是汇聚的场所。阳池穴是手少阳三焦经上的腧穴，统领全身上、中、下三焦的阳气。中渚穴传来的弱小水湿之气，至阳池穴后，与外部的热量相融合，水湿之气吸热转化为阳热之气，是阳气生发的地方。

所以阳池穴有生发阳气，沟通表里的功效，对于“暖宫”有很好的疗效。阳池穴位于手背的手腕上，把我们的手背往上翘，在手背上会出现几条皱褶，在靠手背边缘的皱褶处上按压，仔细感受，中心点处会有一个疼痛点，这个点就是阳池穴。

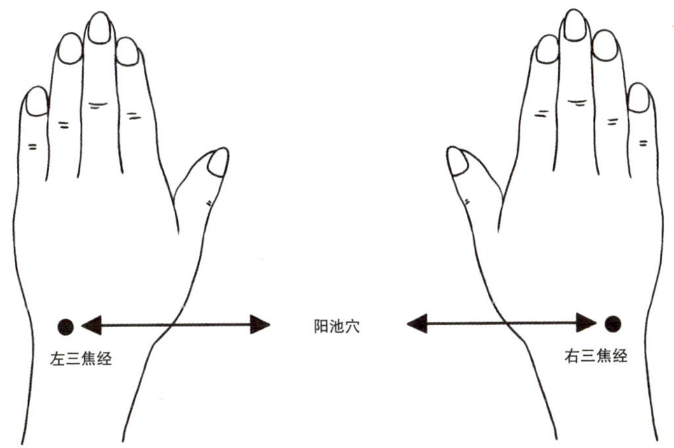

我有位出版社的朋友就是宫寒很严重，即使冬天有暖气，她也总是抱着个热水袋。为了改善自己的症状，她用过各种各样的办法，拔罐、喝中药全都试过，症状也时好时坏，疗效并不是很理想，最后她说：“个人体质问题，别白费力气了。”

后来，她向我请教宫寒的问题，我听她说完了这些症状，就教给她一个方法，她高高兴兴地表示回去就试试。

这个方法是什么呢？先洗净双手，用双手将手臂搓热，达到微微发烫的程度，然后用家里买的烤灯对着阳池穴，并且在阳池穴上放上一片黑附片，用拇指按着。再让家人点燃艾条，在烤灯的照射下艾灸阳池穴。

艾灸的同时手腕做弯曲动作，活动的幅度不要太大。每次艾灸 10 分钟左右就换侧进行，每天晚上睡觉前可以进行一次，平时也可以通过自己按摩来增强疗效。

经过了一个冬天的治疗，到了第二年开春的时候，这位出版社的编辑朋友告诉我，自己整个冬天都不觉得冷了，感觉子宫那块像是有个“小火炉”，特别暖和。我笑着说，其实这也是你坚持的结果啊。

如果你受不了艾灸的味道，或不方便操作，那么自己在平时也可以多用手按摩阳池这个穴位，每次按摩到微微发热即可。久而久之，身体的经络畅通，阳气激发出来，宫寒的症状就会逐渐减轻甚至完全消除了。

舒缓痛经，手掌紧握按压曲泉穴

痛经，对广大的女性来说就是噩梦。比较轻微的痛经就是在女子来月经的起初几天，用热敷、卧床休息等手段可以缓解，严重的痛经让人疼痛难忍，抱着枕头蜷缩在床上一动不动。

那么，有什么办法缓解痛经呢？其实方法还真有，这里我给大家介绍一种能够及时缓解痛经的方法——手掌紧握按压曲泉穴。

痛经一般是由于气滞血瘀引起的，在中医里称为“不通则痛”，与肝肾相关，而足厥阴肝经的循行绕阴器，至小腹，挟胃两旁，所以痛经和足厥阴肝经密切相关。按摩曲泉穴时，屈膝，在膝关节内侧，大腿和小腿连接皱褶尽头的凹陷处便是曲泉穴。

前面提到过，有个小姑娘每次来月经的时候，都会因为痛经跑医院。之前，她的痛经非常夸张，她说自己严重的时候，到了医院在平板床上蜷缩着，脸色苍白，满额头的汗，甚至央求医生赶紧给她用点止痛药。

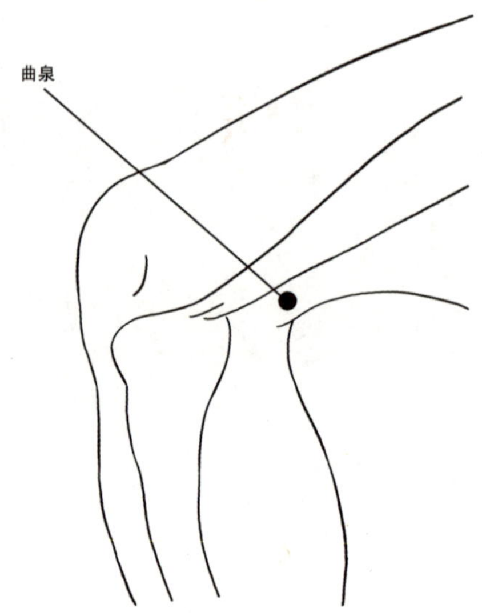

其实她的痛经从初潮的时候就开始了，每次来月经的时候生不如死，痛得死去活来的，每次来月经都会去医院住两天院治疗。这段时间工作稍微一忙，月经又推迟了 3 天，在单位痛得受不了才找到我。

我说："你这样可不行，每次月经都这么难受，你又这么的年轻，以后的日子还很长，我教给你一个方法，或许能改善你这种严重的痛经情况。"平时上班坐在椅子上，可以将双手平放在自己的大腿上，虎口张开向前，用拇指指腹对准曲泉穴，双手手掌紧握，一张一弛有节律地拿捏大腿的肌肉。

拿捏的时候要尽量多地抓起肌肉，幅度要大，拇指指腹按压的力度要重，每次可以坚持 10 分钟左右，随着拿捏的起伏，下肢会有一下肿胀、一下放松的感觉，会感觉有一股股波浪从上到下的冲刷。每天坚持一次，在月经前后可以增加次数，经期最好停止按摩。

这位小姑娘听完半信半疑地回去了，过了一个月她又挂我的号，一坐下就说谢谢我教她的方法，现在痛经好多了，不像以前那么疼了，不用老吃止疼片了。

如果你也有痛经的情况，一方面可以通过食疗来改善宫寒，另一方面也可以用我教给小姑娘的这套方法来进行自我改善。

经期不要犯这 3 个错，否则妇科病来找

经期会给女性朋友带来各种各样的烦恼，主要是因为经期是女性朋友身体最敏感的时期。在这个阶段，身体抵抗力明显下降，机体激素水平变化明显，导致情绪波动巨大，不但给女性朋友自己，还给家人带来无尽的烦恼。

所以女性朋友在经期的养护必不可少，特别是在饮食、作息、护理用品上需要谨慎，接下来详细给广大读者朋友们介绍一下。

吃寒冷食物：加重宫寒

这点是最主要的，也是广大女性朋友所熟知的。但是除了一些凉菜、冷冻食品、冰甜点之外，还有一些食物在中医里属性为寒凉，这些食物也会对经期造成一定的影响，也需要注意。女性朋友在来月经的时候，本身就容易受到寒凉的刺激，导致胃肠道受损，如果再食用凉性食物，轻微会导致经行腹痛，严重的会导

致闭经。

有哪些常吃的食物属于寒凉的呢？鱼腥草、鸭肉、柿子、海带、丝瓜、百合等尽量少食用。

用错卫生巾：细菌感染

女性朋友在使用卫生巾这件事情上，这笔费用千万不能省，尽量选用棉性舒适的卫生用品，不可贪图价钱便宜。有些女性朋友会提出疑问，在市场上分为片状的和条状内置型的，在国外发达国家都喜欢用条状内置型的，在国内却推行不起来，到底哪种类型的更适合女性使用。

作为专业的医生，我本人也查阅过大量的文献资料，对这两种卫生巾做了一定的研究，其实这两种类型的卫生巾都有各自的好处。片状的卫生巾主要是使用方便，现在科学技术发达，卫生巾的材质吸水性都非常好，缺点就是相当于在内裤里糊了一层，有很强的异物感，特别是夏季，特别的不舒服。

条状内置型的卫生棉，舒适感要比片状的好很多，正确的使用基本没有什么感觉。但是价格较高，并且使用者需要有一定的医学知识，因为要塞入阴道内，所以没有性生活的小姑娘最好不要使用，有可能导致处女膜破裂。塞入的时候也需要注意清洁卫生，防止阴道感染。

经期性生活：妇科疾病

这点需要特别强调，从古至今，经期都是性生活的禁区，无论是经期的初期还是末期，但是现在很多人都喜欢冒险尝试，还美其名曰：“合理避孕。”

其实女性在月经期间，子宫内膜脱落，有一定的创面，这时候进行性生活是最容易造成妇科感染性疾病的，并且精液的组成成分最主要的是前列腺液，前列腺液中含有大量的前列腺素，前列腺素具有促进子宫收缩的作用，所以很容易造成月经量过多，引起女性出现崩漏等症状。

乳房出现这 3 个信号，及早防治保健康

乳房是女性朋友的第二性征之一，长在人体的表面，并且通过乳头的腺管和外界相通，不像其他的脏器被肌肉和骨骼包裹着，只要掌握一定的方法，女性朋友自己就能轻易地发现凸起的两个乳房是否出现问题。

临床上经常说乳房的三大症状——乳房疼痛、乳房肿块和乳头溢液。

乳房疼痛是常见的乳房症状，分为很多种，例如胀痛、刺痛、烧灼痛等，如果出现周期性的胀痛，例如月经前乳房胀痛、哺乳期胀痛等，女性朋友不用过于担心，这些都是正常的生理现象。

乳房肿块一般是能够摸出来的，教给大家一个检查乳房的手法，胡乱地摸只有在肿块长得很大的情况下才能触摸出来，想要早期发现肿块，必须采用正确的手法。早期一般都是自己给自己检查，用右手触摸右侧的乳房，四指并拢，手指微弯，从外下方

开始，轻轻地触按，然后沿着乳头外缘，按照外下方、内下方、内上方、外上方的顺序触摸，可以循环多按几次，就可以发现乳房较小的肿块。左侧乳房则用左手以同样的方法检查。

乳房肿块大部分都是良性的增生、纤维瘤或脂肪瘤，不必过于担心，只有少部分是恶性肿瘤引起的。

乳头溢液分为生理性的溢液和病理性的溢液，这里需要进行区别，例如生理期、哺乳期、性生活前后出现少量的溢液，这是正常的生理现象，是机体激素水平的变化引起的。这里要强调的是血性溢液，需要提高警惕，立即就医，因为这是乳腺癌的特征性的表现，现在乳腺癌的发生年龄呈年轻化趋势，越来越多的年轻的小姑娘被诊断为乳腺癌，给女性朋友造成了很大的危害。

乳房方面的疾病在预后方面有一个特点，早期发现早期治疗都能取得良好的疗效，就算是乳腺癌，也不会像其他恶性肿瘤那样，发现就相当于“判了死刑”，乳腺癌如果发现得及时，早期通过手术治疗，可以像正常人一样长期地生存。

所以这三个症状对于普通的女性朋友就显得十分重要了，这是早期发现乳房疾病的金指标。曾经我就遇见过一位 20 几岁的年轻姑娘，大学毕业没几年，起初她来看病的时候，没有任何的不适症状，只是无意中发现胸罩内壁上带了点血，也不痛，也不痒，因为听说过乳头血性溢液有可能会是乳腺癌，就跑来医院里就诊。

这么年轻的小姑娘，当时我接诊的时候根本就没往乳腺癌方向想，以为有可能是外伤引起的，按照正常的诊断流程，我给她开了一个乳房的 B 超检查。没想到检查结果出来，我就震惊了，居然疑似乳腺癌，虽然需要做病理确诊，但是从影像学的形态上来看，结果不是太好。

后来这位小姑娘转到乳腺科做了病理诊断，结果就是乳腺癌，不过小姑娘发现得及时，通过手术治疗和术后的放化疗，预后非常好。她经常到我这里开中药进行调理，现在已经和正常人没有什么两样，都结婚生子了，这就是乳腺癌早期发现早期治疗的好处。

乳腺增生别着急，中医调理有妙方

乳腺增生是常见的女性乳房疾病，对于 30 岁以上女性，很多朋友都得过，从西医上讲，乳腺增生和女性体内的激素水平以及内分泌失调密切相关的。

乳腺增生的症状并不是很明显，以至于有些轻微患者都会忽略它。通常情况下，女性遇到情绪波动大的时候，乳房会出现疼痛。不过，需要注意的是，乳腺增生会形成一定的肿块，有些时候自己可以明显地摸出来。

在临床上，我遇见乳腺增生的患者朋友，一般都是因为摸出乳房里长了一个东西，害怕是乳腺癌来看病的，特别是现在乳腺癌的发病趋势越来越年轻化，这种预防意识是可以理解和肯定的。

不过希望大家别太紧张，教给大家一个自己就能鉴别乳腺增生和乳腺癌的方法。首先来说，有些女性朋友的乳房肿块发作具有周期性，和月经、情绪等因素密切相关，忽大忽小，如果符合这些特点，一般来说多是乳腺增生。

另外，大家可以利用自检的方法，触摸一下肿块，如果两侧乳房发现多个大小不等、界限不清的结节，可被推动，一般来说这是乳腺增生所形成的结节；需要注意的是，乳腺癌的肿块多为单发结节，边缘不规则，并且质地较硬，常与皮肤粘连。另外，患上乳腺癌还会有乳头溢液、皮肤呈现橘皮状的症状。

对于患有乳腺增生的女性朋友，其实中医还是有很多不错的调理方法。从中医的角度来说，乳腺增生叫做乳癖，一般是由于痰瘀凝结所致，也和情绪所导致的肝气郁结有关。所以改善乳腺增生最好的方法是疏肝理气、化瘀散结。

首先来说，白萝卜是疏肝理气的上佳选择，它营养丰富，被《本草纲目》称为“蔬中最有利者”。《本草纲目》还说白萝卜可以“宽中化积滞，下气化痰浊”，除了可以促进消化、增强食欲、加快胃肠蠕动，还能健脾顺气、疏肝活血、疏理肝气。白萝卜的做法有很多，这里给大家推荐两种常见的简单吃法，一个是凉拌白萝卜丝，清清爽爽解油腻；一个是素炒萝卜丝，清新爽口疏肝气。

其次，紫菜咸而性寒，能够化痰软坚，治疗增生积块。既然乳腺增生就是痰瘀凝结所致，紫菜消痰软坚的功效正好能够治疗乳腺增生。紫菜海带蛋花汤就是个很好的食疗方，我推荐各位女性朋友不妨经常喝一些。

另外，对于有乳腺增生的女性还可以在日常生活中多喝一点玫瑰花茶，同样具有疏肝理气的功效。后面我会给大家单独介绍玫瑰花的独特功效。

最后要提醒各位女性朋友的是，从某种角度上来说，乳腺增生其实是一种“情志病”，多和不良情绪如焦虑、生气、抑郁有关，所以最好的预防方法是保持自己的心情放松，尽量调整自己的心态。遇到不开心的事儿呢，就转移转移注意力，生活中没有什么坎是过不去的，只有自己的健康最重要。

按揉乳根穴，让你远离乳腺炎

说到乳腺炎，需要和大家分享一个小故事。有位医学院的老师给学生们讲课，其中有一节内容就是乳腺炎。老师开始很传统地从病因病机开始给大家讲解，讲到最后，这位老师是这么介绍乳腺炎的："乳腺炎的发生发展的大部分原因是因为老公不够用心，宝宝刚生出来不会吸奶，老公还不会吗？"大家哄堂大笑。

其实这位老师的表达虽然有些"太过诙谐"，但是一下子您就明白乳腺炎的诱因了吧。有些妈妈生完孩子后乳汁过多，孩子太小不会吸乳，并且经常啃食乳头，导致排乳不畅，乳汁在腺体内淤积成块，淤积的乳汁是细菌最好的培养基，随着细菌的繁殖生长就形成了炎症。其实乳腺炎最好的预防治疗手段就是将乳汁排干净。

乳腺炎一定要以预防为主，出现乳汁排出不畅的情况一定要去正规医院寻求排乳的治疗，中医一般会采用按摩的手法把乳汁排出。如果已经发展成乳腺炎了，一定要及时治疗，因为乳腺炎的后期发展非常厉害，有些在乳房内形成脓肿，表面上看起来还挺正常，其实乳房深部都烂了，这种就需要外科手术切开引流，不但喂不了奶，对妈妈们也是一种摧残。

在临床上，我一般建议用按摩推拿手法预防乳腺炎。如果真发展成乳腺炎，我建议不要使用按摩手法，因为这时候按摩患者朋友会感到非常疼痛，还会刺激炎性，反而加重病情。

我曾经受邀去妇幼保健院给准妈妈们做科普讲座，介绍用按摩推拿的方法预防乳腺炎，因为这是困扰很多女性朋友的产后常见病。

中医里可按摩乳根穴预防乳腺炎，乳根穴是足阳明胃经上的腧穴。“乳”是指人体乳房的意思，“根”就是根本的意思，前面说到足阳明胃经是多气多血之脉，将饮食转化为人体的水谷精微运行输布全身，在乳房形成乳汁。再加上乳根穴位于乳头直下，乳房根部，当第 5 肋间隙，距前正中线旁开 4 寸（约 13 厘米）。所以刺激此穴有活络乳房周围经脉，疏通乳腺导管，促进乳汁排出的功效。

女性按摩的时候需要解开胸衣，这时乳房就会因为地球引力而下垂，所以在找乳根穴时，需要将乳房抬起，简便取穴时就是在乳头直下，乳房轮廓的最下缘。因为乳根穴位置属于隐私部位，所以一般采用自我保健。

我们先把双手打开，四指并拢，虎口处握住乳房，在胸前交叉放在乳房的下缘，顺着乳房的轮廓做摩擦法，擦拭的范围可以

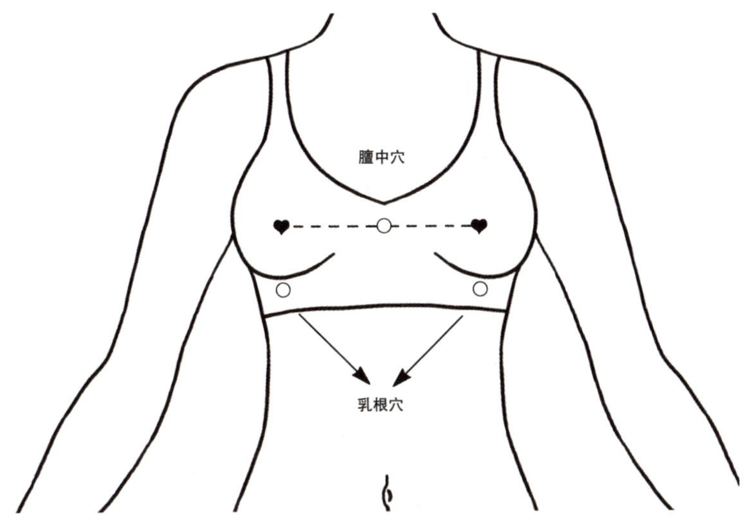

尽可能地大一些，手法要柔和，力度要适中，避开乳头。按摩 15 分钟左右，乳房会有温热和发胀的感觉。每天早晚都可以坚持做一次，平时也要注意乳房的清洁卫生。

这次讲座结束后，准妈妈们都表示非常适用。这样的按摩方法不但能够调动气血充盈乳房，还能舒经活络，保证乳腺的通畅。

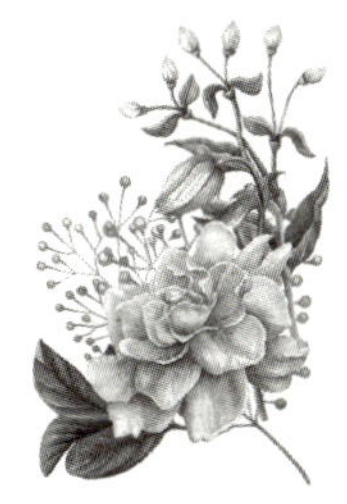

防衰老，
会保养的女人不易老

没有人是永不衰老的，但是我们有能力让衰老来得更晚一些。女人慢衰老，靠的是日常一点一滴的保养，并不是要靠昂贵的化妆品。协调好身体的阴阳，养心安神，疏肝理气，这些方法学会了，惊喜就会发生在你的身上！

阴阳平衡，更年期就会来得更晚

中医养生一直强调“阴”和“阳”，那么阴阳究竟代表着什么？其实说通俗点，阴阳就是人体内部相互对立，相互制约，又相互依存的两个方面。这是从中国古代儒家思想“中庸之道”发展出来的，一切都讲究恰到好处，自然平和。

“谨察阴阳所在而调之，以平为期”，这句话也是中医对于女性更年期综合征的治疗原则。调和阴阳平衡，使体内五脏六腑功能协调有序，气血濡润顺畅，经脉疏通，全身即可达到一种自然和谐的境界。这时候机体的新陈代谢处于一种相对平和的状态，进一步延缓人体脏器的衰老，推迟女性更年期的出现，这也就是中医所说的“阴平阳秘，精神乃治”。

临床上很少用非常精确的实验理化指标来确诊更年期综合征，一般都是根据女性朋友的身体变化和精神状态来进行诊断，然后根据激素水平的化验结果来佐证女性朋友更年期的来临。所以精神状态对于更年期尤其重要，首先可以从心态上保持“阴阳平衡”，在《黄帝内经》第一篇《上古天真论》中就提到“恬淡虚无，真气从之”，这句话的意思就是机体的平衡状态除了用药物治疗外，必须在平时的生活中调节女性的内心。

更年期的首要症状就是内心焦躁不安，对于一些小事物都无法容忍，情绪波动大，甚至出现崩溃的现象，经常骂人毁物。但是每个女性朋友出现的情绪变化都会偏向于某一方面，中医所说的情志分为“怒、喜、忧、思、悲、恐、惊”，各种情志又分别对应着脏腑。根据脏腑理论，这些情志之间又有相生相克的关系，所以从中医的角度调畅情志的阴阳平和就显得效果突出了。

举个很简单的例子，更年期女性的典型表现就是急躁易怒，而怒属肝，可以从肝论治，并且肝属木，喜条达而恶抑郁，平时除了可以吃一些养肝明目的药膳之外，还可以根据相生相克的原理进行养生，达到事半功倍的效果。

“木曰曲折，土曰稼穑”“木克土”，所以肝木过于旺盛，对脾土有所制约，从情志方面调节就可以在“土”上多做文章。五行当中“脾属土”，脾在情志之中与忧思相对应，所以对于更年期的情志疗法就和忧思相关了。倡导女性朋友在面对任何事物之前，多思考，凡事先想一想；强调的就是保持平和的心态，正所谓“恬淡虚无，真气从之”，思想上保持安闲清静，真气就能顺从，这样才能让肝木条达。

更年期是女性人生中的金秋季节，是秋收冬藏的美好时光。此时的女人有丰富的人生阅历，宝贵的工作经验，充沛的体力和精力，只要有一个良好的心态，调整好自己的生活节奏，建立正常的生活秩序，养心健体，适当地参加运动和文体活动，那么，每个女性都将是健康的，美丽的，幸福的！

想要慢衰老，身体协调很重要

女人天性爱美，也害怕衰老，但遗憾的是，由于女性本身的特点，过了 30 岁衰老的速度要比男人更快。衰老是不可抗拒的，有什么办法能延缓这种衰老呢？

有读者朋友会说现代先进的医疗水平能够延缓衰老，其实能让我们永葆青春的不是医生也不是药物，而是我们自身的调节机能。人体的自我调节机能主要是为了保持我们内环境的协调性和稳定性，并且调节我们对于外界反应的适应性和顺应性。

早在几千年前，《黄帝内经》就认为直接影响我们人体健康水平的是气机，气机是什么，其实就是我们身体的内部协调能力。其实身体的调节机能是从人出生就有的，自动调节，不需要任何的辅助措施，它一开始就以一种适合的优化方式进行调节，保持身体处于最佳的状态。

举个简单的例子帮助大家理解，每当我们机体需要补充能量的时候，大脑会发出信号，产生饥饿的感觉，促使我们寻求可口的食物。当色香味俱全的美食摆在我们面前的时候，感官的刺激就使我们的消化系统的机能开始发挥作用，唾液腺分泌唾液，我们咀嚼食物的过程中，唾液大量分泌，胃酸也开始分泌，各种各样的消化机能加入进食的过程当中。

这些机体的调节功能都是为了消化吸收食物，转化为能量供机体使用创下良好的条件。这是人体在进化过程中产生的全自动化优化调节，由此也反映了身体的协调之美。

人体的抗衰老功能，脏腑衰老后的康复功能，这些也都和自身的协调密切相关，在《黄帝内经》中把自身的调节称为真气、正气，只有通过真气、正气的自我调节能力，才能使身体处于一种平衡的状态。

有些读者朋友说了，身体是爹妈给的，大多数是遗传因素所决定的，衰老是自然界的正常规律，养生根本就没有用；还有另外一种说法，人的衰老和现代的医疗水平密切相关，医疗水平高了，自然就能抗衰老了，然而现代的医疗水平还没有达到长生不老的地步，所以养生就无关紧要了。

其实人的衰老和很多因素有关系，有研究表明这些因素影响人体衰老的程度各有不同，遗传因素占 15%，医疗条件占 8%，环境因素占 7%，剩下的就是人的心理、情绪、生活方式、行为方式等。中医养生就是从剩下的 70% 入手，延缓衰老的办法其实掌握在我们自己的手里。

影响自身协调的因素，我认为主要有以下三个方面：

1. 情绪和情感的波动，能够对自我调节功能产生抑制的作用，超过机体所能承受的程度，脏腑机能发生紊乱，就出现衰老的迹象，尤其女性到了更年期阶段，会感觉这段时期自己衰老得特别迅速。

2. 违背了自然规律的生活方式和习惯，例如有些只上夜班的金融工作者和医务工作者，因为夜晚是人体休息的最佳时期，违背了自然的作息时间规律，就损耗了自我调节的机能，使衰老提前到来。

3. 不良的嗜好和饮食，有些女性朋友喜欢抽烟和饮酒，并且暴饮暴食，身体为了消化分解这些有害的物质进行无休止的工作，使自身的调节机能过于疲劳，总有一天会出现罢工的现象，衰老也就接踵而至了。

所以，如果你真的不希望自己那么快衰老，想延缓这个进度，那么就先从以上三个方面做起，调理好身体的气机，或许你会发现，自己比同龄人看上去更年轻，更有活力！

肾精生髓，排毒抗衰老

如果说到防衰老，我们必须要提一提“肾脏”，很多女性朋友都不以为意，都认为这是男性朋友需要留心在意的问题。其实肾精生髓，很多人上了岁数才出现的骨质疏松问题就和肾密切相关，女性朋友也需要养肾填精。

还有一些女性朋友也很有意思，有点腰酸背痛就去找大夫看病，说是自己肾脏有毛病，大夫一般会问，到底哪疼？这些患者朋友然后就摸着自己的腰部。其实大多数老百姓心中肾脏的部位是不对的，因为肾脏在体表几乎摸不到，基本被我们人体的肋骨挡住了。

这些女性朋友所说的基本上都是些腰肌劳损，或外伤等，但是我就要和大家聊一聊中医的“肾”了。我国古代中医典籍提到“肾主骨生髓藏精”，说的就是肾为“先天之本”，为生命的本源。前面提到“气”的重要作用，而与之对应的就是“精”，而肾就是人体主要生精藏精之处。

人体的生长繁殖、衰老病死都和“精”密切相关，它是人体生理机能维持的基本物质，也有一套理论称为“肾命门说”，讲的就是肾脏在一生中抗衰老、维持生命中发挥的重要作用。

临床上，医生对患者朋友说得最多的一句话就是:“多喝水。”患者朋友这时候心理就有逆反情绪：“水是万能的吗？喝水有那么多作用吗？”其实大部分人对喝水都没多大兴趣，甚至不觉得它重要，但这样很容易造成身体上的重大伤害。

我们体内新陈代谢的废物主要是由肝脏和肾脏处理，仅占人体体重 1% 的肾脏却要接受约占心输出量 1/4 的血液，每分钟会有 1 ~ 2 升的血液经过肾脏，因此，肾脏接受的废物远远多于其他脏腑器官。肾脏最重要的是负责调解人体内水分和电解质的平衡，代谢生理活动所产生的废物，通过尿液排出体外，但在其进行这些功能的时候，需要足够的水分来进行辅助。

肾脏是我们人体主要的排毒器官，如果肾脏功能不好，毒素堆积在五脏之内，就会加速五脏的衰老。所以预防衰老，养肾还是至关重要的。我们经常看很多女性早早地长了白头发，其实也多是由于肾虚所导致，这是因为肾主毛发，当头发得不到肾精的滋养，就会出现白头发的现象。早早地长出白头发，也是衰老的信号，大家可千万不要忽视。

说到喝水，肾脏最适合排毒的时间是早晨 5 ~ 7 点，身体经过一夜的修复，到了早晨毒素都聚集在肾脏，这个时候喝上一杯温开水，既能帮助肾脏排毒，还有改善心血管健康的功效，可谓一举多得。

除了帮助肾脏排毒，针对肾虚特别是肾气亏虚和肾精不足的女性朋友，给大家推荐一个养护肾精的食疗方子。

推荐食谱：淮山生地羊肉汤

原材料：当归 2 克，淮山、生地各 10 克，羊肉 500 克，生姜 2 片，料酒、油、盐各适量。

制作方法：先将淮山切小块，当归用清水清洗干净后放在水中浸泡 20 分钟；然后将羊肉切成直径约 3 厘米大小的块状，锅中放水，大火烧开，将羊肉用开水先焯一遍，捞出洗净血水；姜片用油爆香，与羊肉加适量料酒略为爆炒；上述材料一同放入砂煲，加适量开水，盖上锅盖，小火慢炖 2 个小时左右即可闻见清香四溢，加入少许的食盐即可出锅食用。

这个方子特别适合冬天进补，因为冬天是养肾最好的时节。如果是春天和夏天，就不太适合了，因为在春夏这两个季节人容易上火。

补气安神，活用灵芝帮你延缓衰老

在古代的历史长河中，有很多寻求长生不老的帝王，所以就出现各类炼丹人士，在炼丹的过程中有一样药物是经常用到的，就是灵芝。在《神农本草经》中对灵芝延年益寿的功效就有记载："赤芝，味苦平。主胸中结，益心气，补中，增慧智，不忘。久食，轻身不老，延年神仙。"

医学研究表明，灵芝的有效成分中含有极丰富的稀有元素"锗"，能使人体血液吸收氧的能力提高 1.5 倍，因此可促进新陈代谢并有延缓老化的作用。现在在市场上有很多的灵芝加工成品，例如口服液、胶囊之类的，号称是提取了灵芝的有效成分，但是基本上都是作为保健品进行出售的，所以它的药用价值就不得而知了。

研究发现，灵芝最有效的养生成分是灵芝酊，但是若想不破坏灵芝的天然成分，把其精华萃取出来是件很困难的事情。本身灵芝就很名贵，价格高，进行人工提取，一方面有可能使效果大打折扣，另一方面也是件劳民伤财的事情。所以，灵芝一般都是用来直接使用，在这里我奉劝广大的女性朋友一句，不要盲目地相信广告而购买灵芝类的保健品。

那么如果你能买到真正的好灵芝的话，如何更好地使用它呢？有些读者朋友会说，这还不简单，灵芝是中药的一种，用水煎服不就行了。

这就大错特错了，灵芝属于中医名贵药材，和人参、羚羊角等药材一样，如果直接和其他的药物一同煎煮服用，有点太浪费了。所以灵芝往往会单独使用，确保其功效最大化，不被浪费掉。

推荐食谱：灵芝炖猪蹄

原材料：灵芝 15 克，猪蹄 1 个，葱、姜、盐少许。

制作方法：将猪蹄去毛清洗干净，用刀剁成间隔为 3 厘米的小块状，放入水中浸泡 30 分钟，去除血水；然后在砂锅中倒入冷水，灵芝洗干净切片放入，文火炖煮 30 分钟至灵芝出味（灵芝味道虽苦，但是苦中带香，并且含有丰富的多糖）；当灵芝香气四溢的时候加入之前备好的猪蹄，放入葱、姜去腥，盖上锅盖继续炖煮 45 分钟至猪蹄熟烂，最后加少量食盐调味即可食用。

此菜肴用补气健脾安神的灵芝搭配健脾补血的猪蹄，具有健中安神的功效，常作为气血不足或阴血亏虚所致的失眠健忘、神经衰弱等病症的食疗菜肴。

介绍完了灵芝的食用方法，这里要多说几句，灵芝听起来好像“很补”“很热”，其实并不是这样。从药性上来说，灵芝属于中性，可谓不温不热、不寒不冷，它对身体免疫力和活力的功效是有目共睹的，所以是预防疾病和强身健体的重要食材。

另外，灵芝对于更年期女性也有很好的保健效果，这是因为灵芝还具有补气血、安心神的功效，特别是心神不宁、心悸和失眠的更年期女性，适当吃一些是非常好的。

但要注意的是，有些人吃灵芝会有轻微的腹泻，这一点要根据实际情况酌情使用。

饮食有节，起居有常，八字真言显神通

“饮食有节，起居有常”，这八个字是我经常在写完方子之后，写给每位患者朋友的一句话，因为这句话很好地概括了中医养生中所强调的那种恬淡平和的生活方式。

女性朋友为了保持身材，讲究节食，特别是不愿意吃主食。其实这种生活方式非常不好，单纯从保持身材的角度而言，有些主食是为了给我带来强烈的饱腹感，提供的热量非常少，反而有利于控制进食量，从而达到减肥的目的。

并且饮食的不规律很容易就造成人体内环境的变化，各脏腑的机能处于一种消极怠工的状态。因为机体吸收的能量不充足，会影响各个方面的活动，人体将处于虚弱的状态，这类女性朋友给人的感觉就是病恹恹的，整个人看起来是憔悴的。

另外一种极端是现代优越的生活条件带来的烦恼，饮食过量也会损害人体健康，导致衰老。长期不加节制地进食大量的高热量食品，就会产生过量的脂肪：堆积在人体的体表，就会造成肥胖；堆积在人体的脏腑，就会出现脂肪肝等；流淌在血液里，就会造成高脂血症，影响血液的循环流动，增加血液的黏稠度，导致心脑血管的硬化，使人提前衰老。

偏食也是衰老的原因之一，中医强调饮食均衡，“五谷为养，五果为助，五畜为益，五菜为充”，这句话说的就是人体要摄取多种类的食物，才能保证营养的均衡。过于偏食某一种食物，就会造成机体失衡，出现衰老。早在《黄帝内经·素问》中就有记载：“多食咸，则脉凝泣而变色；多食苦，则皮槁而毛拔；多食辛，则筋急而爪枯；多食酸，则肉胝皱而唇揭；多食甘，则骨痛而发落。”

起居有常是我在每次讲课或做节目中一再强调的观点，一定要在合适的时候进行睡眠休息，人体在晚上就应该是进行自我休眠调节的时候。有些女性朋友喜欢晚上不睡，早上不起，完全颠倒黑白，短时间内可能获得心理上的慰藉，但是长期的作用，日积月累，身体就慢慢出现反应，衰老就提前而至了。

关于这八个字其实还有个小故事想和大家分享，“医圣”张仲景曾经给人看病，碰见过一位妇人，这个妇人生了一种疑难杂症，找了很多大夫看，大夫都说没有希望了，不愿意接诊，因为这位妇人得了一种奇怪的皮肤病。

张仲景给这位妇人望、闻、问、切之后，也有点犯难，因为中医有句话称为：“内不治喘，外不治癣，治必丢脸。”其实就是形容“癣”这种皮肤病的难治，张仲景开始也是拒绝医治的，但是在详细地问过这位妇人的情况之后，决定试一试。

医书中详细地介绍了张仲景接诊的理由就是这位妇人“饮食有节，起居有常”。因为这位妇人是位寡妇，一直独自生活，再加上家庭贫困，平时的饮食清淡寡味，没有肥甘厚腻之品，并且这位妇人为了省钱，晚上也不舍得点蜡烛，于是早早就睡了。

通过药物的治疗和自身良好的生活习惯，这位妇人的皮肤病终于痊愈了。这个医案除了介绍张仲景高超的医术之外，还强调了“饮食有节，起居有常”的重要性。在生活中，我们也应该如此，不但可以减少疾病的发生，也可以延缓衰老的来临。

玫瑰花疏肝益气，让女人更美丽

在生活中，女性朋友都喜欢玫瑰花，一方面是玫瑰花的寓意吉祥，代表了爱情，给人愉悦的心情，另一方面玫瑰花的香味很符合女性的审美观念，淡淡的玫瑰花香赋予了女性如花似玉的容颜。

市场上有很多品种的玫瑰花茶，将美丽漂亮的干玫瑰花蕊放入杯子中，倒上满满一杯热水，花香随着缓缓升起的水蒸气弥漫开来，等到水温合适的时候，慢慢地茗一口，满嘴都是花香，整个人都沉醉了。有些人会说这种生活太小资了，其实身为女性，都需要懂得爱护自己，这样保持一份开心的好心情，才能永远地焕发青春的魅力。

在临床上，我碰见最多的两类女性患者朋友，其中一类就是像林黛玉一般，整天郁郁寡欢，楚楚可怜，和我介绍病情的时候，满脸的愁容，眼眶里湿润的泪珠都快掉出来了，这类女性朋友是明显的郁证。

还有另外一类女性朋友，看起来十分的开朗，也十分强势，用她们自己的话说就是没有什么事情可以左右她们的心情，这种也是典型的郁证。

有些读者朋友会提出疑问，这些女性朋友平时性格豪爽，争强好胜，眼里容不下一粒沙子，早就把心中的郁闷发泄出去了，怎么会是郁证呢。其实这两类都是郁证，只是第一类是明显的郁证，第二类是因为肝气受损导致的。第二类属于“外强中干”型的，虽然外在表象是一派的实像，其实体内虚弱不已。

每当遇到这两类患者朋友，除了用一些常用的药物进行治疗之外，我都会推荐她们喝玫瑰花茶。玫瑰花除了排毒养颜、抗衰老之外，最主要的功效就是行气解郁。早在唐朝，就有女皇武则天用玫瑰花来驻颜的记载，她每天清晨起床都要喝一杯用玫瑰花沏的茶，并且睡前会用玫瑰花瓣进行敷脸，相当于现代的面膜。

现在的很多美容场所里也会用玫瑰花进行洗浴，这也是利用了玫瑰花的药用价值，但是需要提醒大家一点，在月经来临的时候，月经量比较大的女性朋友最好不要食用玫瑰花茶，因为玫瑰花有活血的作用，容易引起月经量过多以及腹泻的症状。

在《本草再新》里有记载：“玫瑰花有舒肝胆之郁气，健脾降火。治腹中冷痛，胃脘积寒，兼能破血。”这也为我们利用玫瑰花抗衰老提供了依据。

我有位表妹，也是医生，不过是西医，需要经常值夜班。她每四天两个班，因为要熬夜，所以身体早早就出现不适的症状；30 多岁生完孩子之后，整个人好像垮了一样，头发一把一把地掉，特别是脸上出现了早衰的现象，皱纹就不说了，灰褐色的暗斑在脸颊部十分明显。

有次她见到我，向我诉苦道：“生活不易啊，你看我完全成为一个黄脸婆，你还好，没什么太大变化。快给我推荐个方子调理调理吧。”其实她自己也清楚这是工作值夜班，生活不规律导致的，但是医务工作就这样，没有办法改变。

我就给她推荐了玫瑰花茶，每次想起她来，我都会发个短信提醒她，一有机会去云南旅游，也都给她带回几包干玫瑰花。

她现在已经是主任医生了，总是和我开玩笑：“喝了十几年的玫瑰花茶，真要谢谢你，每回一闻到玫瑰花的香气，就感觉神清气爽，心情都好多了，现在我看起来不老吧。”我也总是笑着摇摇头，其实玫瑰花作为代茶饮，功效还算比较平和，主要就是靠坚持，通过长时间的日积月累，就可以达到理想的效果。

每天双手摩面，让你更加年轻

双手摩面早在元朝就被当作宫廷的养生之道使用，在《饮膳正要》中就有记载："凡夜卧，两手摩令热，摩面，不生疮。一呵十搓，一搓十摩，久而行之，皱少颜多。"

这句话把双手摩面的具体步骤和功效介绍得很清楚，具体的意思就是在晚上睡觉之前，两手互相摩擦，产生热量感觉手掌微微发烫之后，盖住面颊部轻轻地抚摸，不停地重复以上的步骤。通过长期地摩面可以使面部皮肤光滑细腻，不生青春痘、雀斑等异物，还可以减少皱纹，使容颜年轻貌美，是女性朋友最容易掌握的驻颜之法。

我对这个养生方法情有独钟，因为女性朋友只需要在睡前抽出几分钟的时间，按照具体方法操作一下，就可以延缓衰老。坚持一段时间效果明显，不像有些养生方法的周期太长并且过程繁复，效果低微，而且很难坚持下来。

双手摩面法有如此神奇的效果，主要是和流经面部的经脉密切相关的。在头面部有很多的经脉运行其中，并且有两个信息胚和我们的五脏六腑相对应，一个是鼻子，另一个是耳朵。通过摩擦面部可以调理脏腑气机，使气机顺畅，调动人体真气运行周身，身体则焕然一新。

手阳明大肠经环绕口鼻，足阳明胃经绕口鼻至目下，手太阳小肠经和手少阳三焦经循行于眼耳间，足太阳膀胱经从头顶下行到内眼角。这些经脉有一个共同的特点就是和我们人体的消化代谢的功能有关，面部出现雀斑、青春痘等异物最主要的原因就是体内代谢出现紊乱，毒素在体内蓄积，颜面部就会反映出来。

我们把双手互相摩擦，搓热了之后，放在颜面部，无意中就温润了这些经脉，中医讲“温则通，寒则凝”，增强了经脉的活性，保证气血的运行通畅，并且我们手掌上也有三条经脉循行其中，分别是手厥阴心包经、手少阴心经和手太阴肺经。这和面部的阳经交相辉映，相互沟通，阴阳调和，从而加强美颜的效果。

前面讲的是古法，只在晚上睡觉之前进行摩面，到如今不必拘泥，其实双手摩面并不局限于时间和地点。在我们上班疲劳、乏力、困倦的时候，都可以伸出双手，相互摩擦产生热量，然后在面部从下往上，每次的动作不要太快，频率适中，以自己的舒适度为宜，将双手摩擦的范围包括颜面部的每一寸肌肤，特别是不要忽略耳后和额前。这种按摩的方法无意之中还触碰了在脸上的特定穴位，起到疏通经脉，使气血畅通无阻，循环无碍。

如今随着中医学的发展，在原有的摩面方法上增添了搓耳朵的步骤，《黄帝内经》有云：“肾开窍于耳”“五脏六腑，十二经脉有络于耳”，所以搓耳朵也具有使人神清气爽、容光焕发的效果。具体的方法是用双手的食指和大拇指捏住耳郭，沿着耳轮后沟自上而下摩擦耳朵，在耳垂部停顿一下，轻轻地挤捏，使耳郭的皮肤略微发烫、微微发红为宜。

敲大肠经和胃经，有效抗衰老

前段时间和几位女性朋友在一起聚会，这些朋友都是在大型企业、公司里工作，唯独我是个大夫，因为人上了岁数，每每聊天的话题都会围绕身体健康展开。

我们当中最年轻的报社编辑是一位30出头的职业女性，她不好意思地问我："你看我，每天熬夜赶稿子，领导都说我最近老多了，看起来都像过了40岁的人一样，韩大夫你保养得这么好，有什么秘方啊，别藏着掖着了，赶快告诉我们吧。"

我笑着说："有什么秘方啊？生活规律，休息好就行了。"她叹了口气，开玩笑地说："臣妾做不到啊！每天能按时下班就不错了，晚上把孩子哄睡着了，还要再加加班或充充电，根本休息不好啊！"

她的一番话说的我哑口无言，现在很多人给我的感觉确实是这样，生活节奏快、压力大已经成为女人的日常生活主旋律，晚上本应是最好的修养身体的时间，是气血调和、蓄积能量、新陈代谢的最佳时机，但却连最基本的睡眠都无法保证，难怪现代的女人衰老得那么快。

饭桌上这些女性朋友眼巴巴地看着我，希望我给她们出点主意。我想了想，就把自己平时保健常用到的方法告诉了她们。

我的美容秘方就是做一些敲打的动作，主要是为了刺激大肠经和胃经。首先敲敲头，用双手的手指敲击头部，从额头开始，顺着发际线从两侧敲击到后面，指甲一定要剪掉，防止划伤。这样做之后，有些女性朋友的头发很容易出油，通过刺激头部，使污浊从穴位和毛发孔排出。

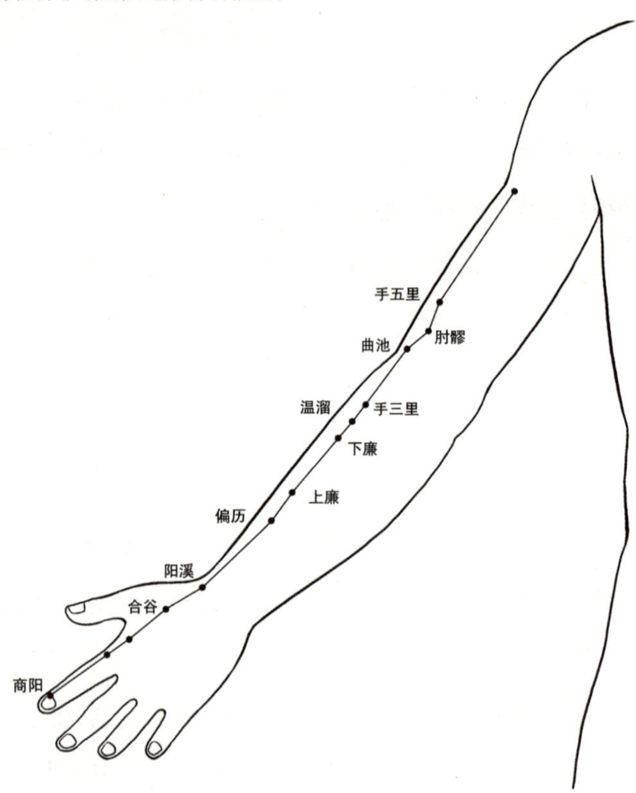

如果想增强疗效可以采用“鸣天鼓”的方法，就是用双手的掌心捂住双耳，然后用食指和中指敲击后脑勺，这样可以提神醒脑，疏通经络，气血运行通畅。“发为血之余”，何愁头发不乌黑亮丽呢？

其次，是敲打双臂的大肠经，右手握成空拳，在左手手臂的大肠经，自上而下地敲击。敲打大肠经先将手臂自然下垂，掌心朝前，然后在手臂的外侧从肩部一直敲打到手腕。右侧同理敲打，每边各自敲打 5 个来回，敲打大肠经，是因为大肠经循行直通面部和鼻翼，有助于毒素的排出，可以防止面部出现斑点。

此外，还要敲打另外一条经脉——胃经，从锁骨下，顺两乳，过腹部，到两腿正面，一直敲到脚踝，胃经敲打可稍用力。面部的供血主要靠胃经，所以颜面的光泽、皮肤的弹性都由胃经供血是否充足所决定。有人脖子上的皮肤松弛了，影响美观，其实这不过是胃经的气血亏虚造成的。只要坚持敲打大肠经和胃经，很快就会有惊人的改观。

但根据我的经验，并不是所有人都能坚持下来的，因为养生就是这样，没有捷径可以达到效果，只有经过长期的坚持，才能慢慢地体现出效果。

三焦经上，也有不老的秘方

中医中有个特殊的脏腑概念——三焦，它在西医中没有对应的脏器，是中医所特有的。其实三焦作为脏腑之一，有很多种学说，最主流的一种就是认为三焦是各脏器之间相互联系、相互沟通、相互影响的通路。

这一通路之中包含了气机的升降起伏、血液精微的输布、津液的排泄，都需要三焦的通畅。这就奠定了三焦在人体中的重要地位，它分为上、中、下三焦，分别对应着不同的脏腑气机。三焦的正常运行，有强健脏腑功能，延缓衰老的特殊功效。

“调理三焦”是中医养生中经常提到的一句话，在很多的美容养生会馆里，经常也用这个词作为广告。主要是因为调理三焦在中医古籍中论述较多，比较流行的有八段锦、闭气内守等。我总结了一套调理三焦驻颜美容、调理脏腑的方法，通过临床检验，疗效甚佳，在此推荐给广大的读者朋友们。

这是一套气功加身法的调理办法，是根据八段锦和气功的特点演化而来的。

第一步，穿一些宽松的衣物，方便后面的动作，室温控制适宜，避免着凉感冒。身体放松，双脚分开，与肩同宽，两手怀抱轻握放在小腹上，上臂成自然下垂的状态。深吸气满吐气，眼睛闭上，思想放空。

第二步，身体微微前倾，双脚后跟离地，当身体达到最高点的时候停顿几秒，然后落下，双手由抱住小腹的姿势变成向前搂抱的状态。刚开始做的时候会很不适应，用脚尖着地的时候根本无法控制身体的平衡，时常练习即可克服。双足离地 20 次之后，可以休息 5 分钟，此时口唇紧闭，牙齿轻叩，促进唾液腺分泌，当津液满口的时候分 3 次小口咽下。休息的同时，双手放下至腹部，手心对准丹田（肚脐以下 5 厘米处），轻微地震颤。

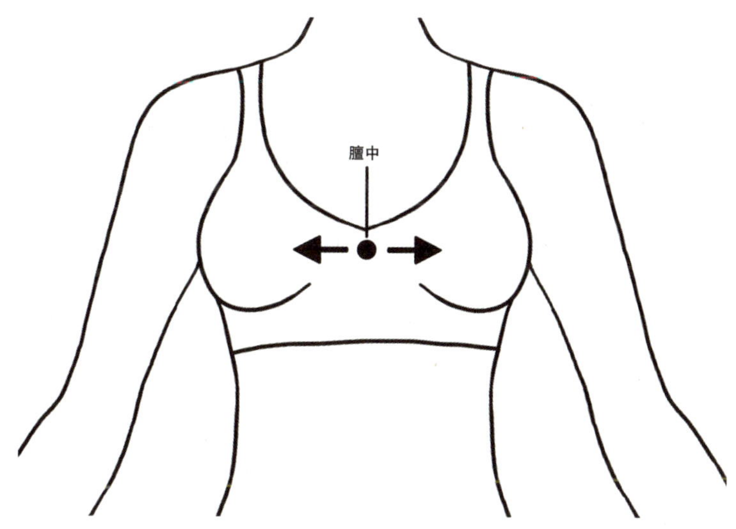

第三步，分别对上、中、下三焦进行舒理，双手手指互相交叉，曲肘抬臂，掌心朝内，缓慢上移至膻中穴（双乳头连线的中点）；口鼻部最简单的呼吸吐纳，向上移动的时候深吸气，手臂放松向下运动的时候向外呼气。连续做 12 次之后，双掌内收至膻中穴，做轻微的震颤动作，这样可以起到舒理上焦的作用。

第四步，双手分开，掌心朝外，虎口朝上，缓慢地向外侧做上、外、下、内的画圈运动，重复 12 次。然后双手叉腰，左右缓慢地扭动，扭动的同时头部跟随腰部左右晃动，当身体微微发热出汗的时候，叉腰的双手尽可能地向上，从肋弓处向下抚摸，连续做 12 个回合。

最后，舒理下焦，坐在椅子上，双手自然地放在大腿上，虎口分开，掌心紧紧贴合大腿肌肉，自上而下，一直捋到脚踝处，

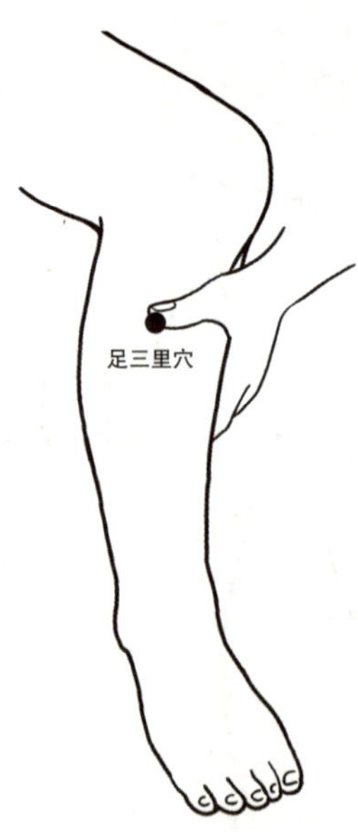

连续按摩 12 次之后，双手握成空拳，在足三里处轻轻地叩击，左右同时叩击 12 次，双腿放松，分别向前做蹬腿动作。

以上就是调理三焦的具体方法，此法可以有效地缓解机体的疲劳、乏力症状，放松心情，延缓衰老，特别适合女性朋友使用。

按按行间调调肝，心情舒畅不衰老

我在有些时候做讲座的时候，经常开玩笑地说：“女人心，海底针。”女性朋友的情感相对要丰富一些，很容易受到外界因素的影响，造成情绪的起伏不定。情绪的变化往往和肝相关，所以在女性养生保健中，肝经的重要性尤为突出。

经络其实是上天赐给我们自身的良药，它运行周身，连接着五脏六腑，通过疏通肝经的气血，对于我们控制自身的情绪有一定的帮助，就如同打通了健康之路一般。

除了环境、工作等因素之外，情绪对于女性的容颜影响也较大。有些女性朋友平时就喜欢急躁易怒，心理承受能力很差，抗压能力很低，一遇到什么不顺心的事情，整个人都处于一种崩溃的状态。这样的女性很容易就出现衰老的现象，三十多岁看起来就像四五十岁一样，在面容上表现得特别明显，出现深深的皱纹，雀斑也十分多。

“面子”问题对于女性朋友来说就是个大问题了，无论是稍微一丝皱纹还是一点雀斑，都会让女人紧张不已，更不用说年纪轻轻就出现衰老的迹象了。所以大部分女性朋友都会花费大量的金钱在化妆品上，从而掩盖衰老的现实，这是典型的“治标不治本”。

既然和情绪有关，当然需要从情志方面下手，中医基础理论就派上大用场了，情志属肝，应从肝论治。女性朋友往往只注意到脸的问题，却忽略身体自身的问题。在中医看来，面色的萎黄、憔悴和肝是密切相关的，因为肝主藏血，肝血不足，气血不能上荣于面，面部失养，从而造成面色的变化。

情绪的郁闷、急躁、发怒，中医也认为是肝气郁结所致，有些性格含蓄的女性朋友，凡事都憋在心里，感觉心情郁闷，一段时间之后就会感觉胸闷气短，食欲不佳，面容憔悴，甚至会出现色斑，这种斑点在中医里被称为“肝斑”。

那么需要怎么调理呢？除了我们之前讲过的玫瑰花饮以外，在中医上，还有一个很重要的穴位，也能帮助我们解除这个烦恼，那就是行间穴。行间穴是肝经的荥穴，位于足背侧，在拇趾和第二趾之间的位置，是肝经上的痛点，也是最刺激肝经的穴位，能帮助打通肝经，有疏肝理气、调畅气机的作用。

按摩行间穴也要讲究一定的方法，可以借用一些工具，例如牛角、鹿角等尖钝头的东西，对准行间穴的位置，先轻轻地按揉，因为此穴反应特别的灵敏，力度逐渐加大，以耐受为宜，按揉 3 分钟左右，然后垂直地用力按压一下，这时候会有明显的痛感。

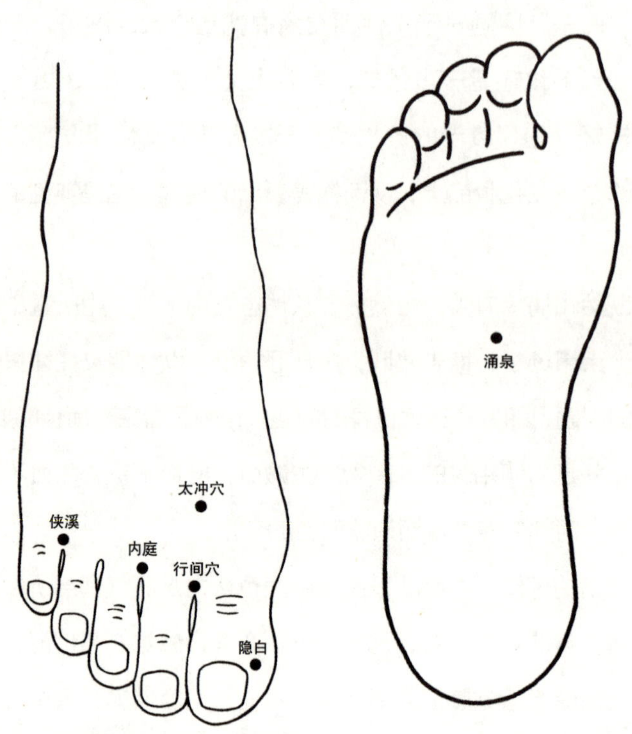

按完之后，用拇指的指腹来回地摩擦，缓解疼痛。如果弯腰不太方便，也可以用一只脚的拇趾去踩另一只脚的行间穴位置，这样时不时踩一下，也能够起到疏肝理气的作用，但是这样效果会减低。

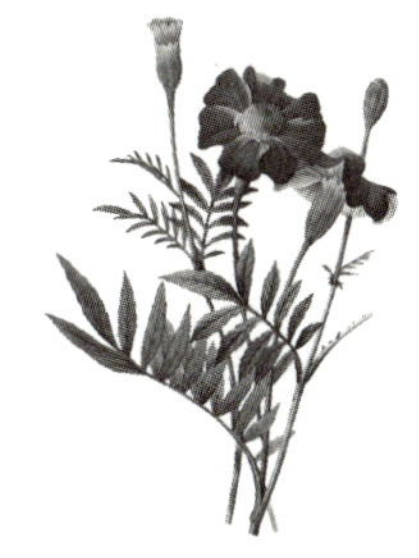

附

Chapter

小食小方胜小药——韩学杰食疗验方精选

1. 气阴两虚

杞莲粥

配方：枸杞子 30g，莲子肉 30g，生薏苡仁 50g。

制法：莲子肉去心同枸杞子、生薏苡仁入锅熬粥。每日 2 次，下午及晚间服用效果佳，每次 150ml 左右。

适应证：气阴两虚证。症见口干口渴，失眠多梦，气短神疲，自汗或盗汗，舌红少苔，脉弱而数等。

2. 气机不畅 / 肝气郁滞

佛手香附粥

配方：佛手 10g，香附 10g，糯米 50g。

制法：将佛手、香附、糯米加水煮粥，调入冰糖食用。

适应证：肝郁气滞证。症见胁肋胀痛，急躁易怒，脘腹胀满，口苦纳呆等。

3. 气血不足

黄芪当归乌鸡汤

配方：当归 10g，黄芪 10g，红枣 3 颗，生姜 3 片，乌鸡 1 只。

制法：当归、黄芪、红枣、生姜加入凉水浸泡 30 分钟，与乌鸡同煮煲汤。

适应证：气血不足所致面色无华，头晕目眩，心悸怔忡，食少体倦，气短懒言，或伴女性月经不调，舌质淡，脉虚细无力等。

4. 瘀血内阻，脉络瘀滞

（1）山楂饮

配方： 山楂 15g。

制法： 山楂 15g，水煎服。

适应证： 瘀血内阻所致刺痛，痛有定处，面色黧黑，肌肤甲错，口唇爪甲紫暗，舌质紫暗，或见瘀斑瘀点，脉象细涩等。

（2）化瘀代茶饮

配方： 生山楂 5g，玫瑰花 5g。

制法： 煎水代茶饮。每日 2 次。

适应证： 经络瘀滞所导致的消化不良、肝气不疏、舌质紫暗、面有瘀斑、高血脂、脉象细涩等。

---

5. 水湿（湿热）中阻、脾胃湿热

（1）红豆薏米粥

配方： 赤小豆 30g，粳米 15g，薏苡仁 30g，白糖适量。

制法： 先煮赤小豆、薏苡仁至熟，再入粳米做粥，加入白糖适量，做早餐或夜宵食之。

适应证： 湿热中阻证。症见胃脘疼痛，嘈杂灼热，得食不减，口干口苦，渴不喜饮，身重肢倦，纳呆恶心，小便色黄，大便不畅，舌质红，苔黄腻，脉滑数等。

（2）绿茶蜜饮

配方： 绿茶 5g，蜂蜜适量。

制法： 绿茶放入水中，加沸水冲泡，盖盖浸 5 分钟，调入蜂蜜适量，趁热顿服。每日 3 ~ 4 次。

适应证：湿热中阻证导致的泄泻，菌痢。

6. 下焦湿热

竹草饮

配方：车前草 100g(鲜品 400g)，竹叶心 10g(鲜品 30g)，生甘草 10g，黄片糖适量。

制法：先将车前草、竹叶心、生甘草同放进砂锅内，加入适量清水，用中火煮水，煮 40 分钟左右，放入黄片糖，稍煮片刻，停火待温，每日代茶饮用。

适应证：下焦湿热证。症见小便短赤，身重疲乏，舌苔黄腻，脉濡数等。

7. 热结大肠

松子仁粥

配方：松子仁 30g，粳米 200g，白糖适量。

制法：粳米加水煮开，放入松子仁煮熟，加入适量白糖服用。

适应证：热结大肠所致大便不通，小便赤涩，面赤身热，唇焦口燥等。

8. 痰瘀互结

三七薏苡仁饼

配方：芹菜汁 1 杯，三七粉 3g，薏苡仁粉 10g，面粉 100g。

制法：将其和成面团。将该面团做成若干个小面饼，将小面饼用文火烙熟即成。

适应证：痰瘀互结证。症见脘痞胸闷，口苦口黏，面色晦暗，舌质暗红，有瘀斑或瘀点，苔腻，脉弦滑等。

---

9. 痰湿壅肺

薏仁粥

配方：薏苡仁50g，粳米100 ~ 200g。

制法：共煮成粥，常饮服。

适应证：痰湿壅肺证。症见咳嗽喘憋，咳声重浊，喉间痰声辘辘，进食甘甜油腻食物加重，神疲困倦，纳呆，舌质淡，苔白腻，脉濡滑等。

---

10. 寒凝中焦

草果羊肉汤

配方：羊肉1000g，草果5g，老姜10g，大麦粉1000g，豆粉1000g。

制法：粉制成面片，炖羊肉服食。

适应证：寒凝中焦所致胃痛暴作，恶寒喜暖，脘腹得温则痛减，遇寒则痛增等。

---

11. 阴虚火旺

三鲜饮

配方：鲜藕120克，鲜茅根100克，鲜梨1个。

制法：鲜藕洗净切薄片，鲜茅根洗净加入清水同煮，文火熬

30 分钟，滤渣取水。将鲜梨榨汁兑入饮用。

适应证：阴虚火旺证。症见烦躁易怒，失眠多梦，五心烦热等。

12. 阴虚阳亢

杞果菊花茶

配方：白菊花 5 克，枸杞子 10g，绿茶 10 克。

制法：一起放入杯内，开水冲泡。

适应证：阴虚阳亢证。症见头目胀痛，眩晕耳鸣，急躁易怒，口苦，舌红苔黄等。

13. 瘀阻脑络

山楂三七粥

配方：山楂 10g，三七 5g，粳米 80g，蜂蜜适量。

制法：将三七研为细末，先取山楂、粳米煮粥，待沸时调入三七、蜂蜜，煮至粥熟服食。每日 1 剂，早餐服食。

适应证：瘀阻脑络所致半身不遂，肢休僵硬，拘挛变形，或偏瘫，口唇紫暗，舌暗红，有瘀斑或瘀点，脉细涩等。

14. 阴阳失调

山药核桃粥

配方：淮山药 50g，核桃肉 20g，糯米 500g。

制法：同熬成粥。早晚食用。

适应证：阴阳失调证。症见腰膝酸软，五心烦热，盗汗或自汗，四肢发凉，遗精失眠，多梦，脉沉迟等。

15. 上热下寒

杜仲菊花茶

配方：杜仲 15g，核桃肉 30g，菊花 15g，蒲公英 15g。

制法：一起放入杯内，开水冲泡。

适应证：上热下寒证。症见腰膝酸软，尿频，手足冷，烦躁易怒，舌淡，苔薄，脉沉细等。

16. 痰湿内蕴

（1）薏苡仁山楂粥

配方：薏苡仁 30g，炒扁豆 15g，山楂 15g，红糖适量。

制法：四味同煮粥食。每日 1 次，每月连服 7 ~ 8 日。

适应证：痰湿内蕴证。症见形体肥胖，胸闷欲呕，神疲倦怠，带下量多，面浮足肿，苔白腻，脉滑等。

（2）芹菜薏苡仁粥

配方：芹菜连根 120g，生薏苡仁 250g。

制法：生薏苡仁洗净后倒入凉水中浸泡 30 分钟后开火煮 1 小时，薏苡仁煮熟后，将芹菜连根洗净切 2 厘米小段，同薏苡仁同煮，加入少量食盐食用。

适应证：痰湿内蕴证。症见头晕头昏，胃胀纳差，大便黏滞，痰湿较盛者，伴随血压升高者尤宜。

17. 痰热中阻

贝母粥

配方：贝母粉 2g，粳米 50g，冰糖适量。

制法：将粳米、冰糖如常法煮粥，煮至半开汤未稠时，加入贝母粉，改用文火稍煮片刻，视粥稠时停火。每日早晚温服。

适应证：痰热中阻证。症见喉有痰鸣，质黏难咯，舌苔黄腻，脉滑数等。

---

18. 气滞痰凝

杏仁粥

配方：绿萼梅 3 ~ 5g，苦杏仁 15g，桔梗 10g，粳米 150g

制法：粳米洗净，与其他材料一同置锅中，加入适量清水，置武火烧沸后，再改用文火煎煮，至粥熟。

适应证：气滞痰凝证。症见咽喉如有物阻，咳之不出，吞之不下，胁肋胀痛，胸闷，舌苔腻，脉弦滑等。

---

19. 热扰心神

莲子百合粥

配方：莲子 30g，百合 15g，冰糖适量。

制法：将莲子、百合共煮成汤，加冰糖调味。临睡前服。

适应证：热扰心神所致虚热烦躁，心悸不安，五心烦热，口干津少，失眠等。

---

20. 饮停胸胁

萝卜冰糖汁

配方：白萝卜取汁 100 ~ 200ml，冰糖。

制法：白萝卜取汁 100 ~ 200ml，加冰糖适量。隔水炖化，睡前 1 次饮完，连用 3 ~ 5 次。

适应证：饮停胸胁证。症见胸胁胀闷疼痛，咳嗽痛甚，气息短促，舌苔白滑，脉沉弦等。

---

21. 胞脉瘀阻

益母草陈皮鸡蛋

配方：益母草 50 ~ 100g，陈皮 9g，鸡蛋 2 个。

制法：加水适量共煮，蛋熟后去壳，再煮片刻，吃蛋饮汤。月经前每日 1 次，连服数次。

适应证：胞脉瘀阻所致月经不畅，痛经，小腹重坠等。

---

22. 心气不足

补心养血汤

配方：西洋参 1 份，灵芝 2 份（冲服）。

制法：共研细末。每次 2 克，早晚服。

适应证：心气不足证。症见心悸气短，精神疲倦，或有自汗，面白舌淡，脉弱等。

---

23. 心火上炎

二子茶

配方：莲子 30g(不去莲心)，栀子 15g，冰糖适量。

制法：栀子用纱布包扎，与莲子、冰糖水煎，吃莲子喝汤。

适应证：心火上炎证。症见口舌生疮，口腔糜烂，心烦失眠，舌尖红绛等。

24. 心脉瘀滞

三七丹参散

配方：三七 30g，丹参 150g。

制法：共研细粉。每次 3g，早晚服用。

适应证：心脉瘀滞所致心胸部憋闷疼痛，面、唇、指甲青紫，舌暗红或有紫色斑点，脉微细或涩等。

---

25. 心脾两虚

百合莲子粥

配方：百合 10g，莲子 10g，白芍 10g，生薏苡仁 50g。

制法：先将生薏米浸泡 30 分钟，大火煮熟，加入百合、莲子、白芍煮粥。

适应证：心脾两虚证。症见心悸健忘，失眠多梦，面色萎黄，纳差倦怠，舌淡苔白，脉细弱等。

---

26. 心脾阳虚

红枣薤白粥

配方：大红枣 7 颗，薤白 15g，小米 50g。

制法：薤白切碎，与大枣、小米共同于清水中以文火久炖至熟烂，加入红糖 10g，热食。

适应证：心脾阳虚证。症见心悸健忘，后背冷痛，胃脘不适，喜温喜按，舌淡苔白，脉细弱等。

27. 心失所养

蜜饯姜枣龙眼

配方：龙眼肉 250g，红枣 250g，蜂蜜 250g，姜汁适量。

制法：将龙眼肉、红枣洗净，放入锅内，加水适量，置武火上烧沸，改用文火煮至七成熟时，加入姜汁和蜂蜜，搅匀，煮熟。起锅待冷，连汤装入瓶内，封口即成。服用时，每次吃龙眼肉、红枣各 6 ~ 8 颗，每日 3 次。

适应证：心失所养所致心悸气短，倦怠乏力，失眠健忘，记忆力下降，食欲不佳等。

---

28. 心脾湿热

萝卜鲜藕饮

配方：白萝卜 500g，鲜藕 500g。

制法：洗净切碎，榨汁。早晚服用。

适应证：心脾湿热证。症见唇舌或颊内、齿龈及软腭等处溃烂斑点，疼痛，烦躁口渴，小便赤，大便干等。

---

29. 心肾气虚

枸杞核桃桂圆粥

配方：枸杞子 30g，核桃肉 20g，桂圆 10g，粳米 50g。

制法：同熬成粥。早晚食用。

适应证：心肾气虚证。症见腰膝酸软，夜尿频，气短乏力，舌质淡，苔白，脉沉细等。

30. 心肾阴虚

洋参女贞子炖乌鸡

配方：洋参 10g，女贞子 30g，乌鸡 1 只。

制法：乌鸡去毛、内脏，与药材一起加水适量放入炖盅、隔水炖 3 小时，吃肉饮汤。

适应证：心肾阴虚证。症见失眠多梦，健忘，腰膝酸软，小便黄少，五心烦热，舌质红，苔薄，脉细数等。

31. 心肾阳虚

人参杜仲炖猪腰

配方：猪肾 2 个，杜仲 15g，核桃肉 30g，人参 5g。

制法：先将猪肾切开洗净，与杜仲、核桃、人参一起炖熟后，去杜仲、核桃肉、人参，加入少许食盐食用。

适应证：心肾阳虚证。症见心悸怔忡，腰腿酸痛，面色晄白，手足不温，或伴泄泻，水肿，舌质淡，脉沉细弱等。

32. 心肾不交

枸杞莲子茶

配方：莲子 30g(不去莲心)，枸杞子 10g，冰糖适量。

制法：水煎，吃莲子喝汤。

适应证：心肾不交所致心烦不寐，心悸不安，眩晕，耳鸣，健忘，五心烦热，咽干口燥，腰膝酸软，舌质红，脉细数等。

33. 心肺热盛

元参杏仁红豆粥

配方：元参 10g，杏仁 10g，赤小豆 15g，粳米 50 克。

制法：共煮为粥。每日 2 次，早晚服用。

适应证：心肺热盛证。症见咳嗽气喘，吐痰黄稠，心烦失眠，或伴有颜面痤疮，舌红苔黄，脉数等。

---

34. 心肺气虚

补气益心饮

配方：干白果 50g，山药 50g，荸荠 50g。

制法：先将白果洗净放入凉水中浸泡 30 分钟，山药和荸荠削皮切片备用，白果煮开后放入山药煮 30 分钟左右，再放入荸荠同煮 5 ~ 10 分钟即可。

适应证：心肺气虚证。症见胸闷心悸，咳喘气短，动则尤甚，吐痰清稀，头晕神疲，语声低怯，舌淡，苔白，脉细弱等。

---

35. 心肝火旺

清火茶

配方：栀子 10g，夏枯草 10g，白菊花 10g，冰糖适量。

制法：水煎，代茶饮。

适应证：心肝火旺证。症见心烦失眠，头胀目赤，口干口苦，急躁易怒，大便干结，小便红赤等。

36. 脾肾阳虚

草果杜仲羊肉汤

配方：羊肉 1000g，草果 5g，杜仲 10g，老姜 10g，大麦粉 1000g，豆粉 1000g。

制法：粉制成面片，炖羊肉服食。

适应证：脾肾阳虚证。症见形寒肢冷，面色㿠白，腰膝酸软，腹中冷痛，夜尿频多，或见下利清谷，小便不利，肢体浮肿，舌淡胖或边有齿痕，舌苔白滑，脉沉细无力等。

---

37. 脾胃寒湿

山药羊肉粥

配方：羊肉 25g，鲜山药 300g，粳米 250g。

制法：加水适量，煮粥食之。

适应证：脾胃寒湿证。症见脘腹痞闷，口淡不渴，纳差溏薄，肢体倦怠，少气懒言，头身困重，舌质淡苔白，边有齿痕，脉濡缓等。

---

38. 脾胃虚寒

茴香菜包子

配方：茴香菜 100g，鸡肉 50g。

制法：茴香菜、鸡肉剁碎，加入花椒粉等佐料，拌匀作馅；以和好的小麦粉发面擀皮，置馅于皮中，捏成包子，于笼上旺火蒸 20 分钟即好，热食。

适应证：脾胃虚寒证。症见胃脘泛痛，食后加重，喜暖喜按，体倦乏力，纳差，便溏，舌质淡，苔薄白，脉沉细无力等。

39. 脾虚泄泻

糯米固肠粥

配方： 炒糯米 30g，淮山药 15g。

制法： 炒糯米、山药共煮粥，熟后加胡椒末少许，加糖或盐食用。

适应证： 脾胃虚弱导致的大便溏薄，伴胃脘痞闷，饭后加重，食少纳呆，倦怠无力，舌体胖，舌质淡，苔薄白等。

---

40. 胃失和降

莱菔橘皮饮

配方： 莱菔子 10g，橘皮 5g。

制法： 煎水代饮。

适应证： 胃失和降所致食欲欠佳，胃脘胀满作痛，嗳气吞酸，呃逆呕吐等。

---

41. 中气下陷

黄芪芡实粥

配方： 黄芪 60g，芡实 30g，小米 100g。

制法： 将黄芪、芡实煎煮后去渣，把药汁和粳米放入锅内，加清水适量，煮至米烂成粥。

适应证： 中气下陷所致面色少华，头晕目眩，肢体困重，声低懒言，自汗，气短，或子宫下垂，久泻不止，甚则脱肛。舌质淡苔白，脉弱等。

42. 肝胃不和

金橘饮

配方：金橘 200g，白蔻仁 20g，白糖适量。

制法：金橘加水用中火烧 5 分钟，再加入白蔻仁、白糖，用小火略煮片刻即可。每日 1 剂，或随意食之。

适应证：肝胃不和证。症见胃脘、胁肋胀满疼痛，嗳气吞酸，情绪抑郁，食欲欠佳，苔薄黄，脉弦等。

43. 肝阳上亢

菊花粥

配方：白菊花 15g，决明子 15g，连根芹菜 20g，粳米 100g。

制法：白菊花、决明子浸泡 30 分钟，水煮 15 分钟，取汁备用，将连根芹菜洗净切段，与粳米倒入药汁中同煮。

适应证：肝阳上亢证。症见眩晕耳鸣，头目胀痛，面红目赤，急躁易怒，心悸健忘，失眠多梦，腰膝酸软，口苦咽干，舌红，脉细数等。

44. 肝经湿热

大金钱草粥

配方：大金钱草（新鲜）60g 或（干品）30g，粳米 50g，冰糖适量。

制法：取金钱草洗净切细，加水 200ml，煎至 100 ml，去渣取汁，放入粳米、冰糖， 再加水 400ml 左右，同煮为稀粥。

每日 2 次，稍温服食。

适应证：肝经湿热证。症见胁肋胀痛，腹胀厌食，口苦泛恶，小便短赤或黄，大便不调，或身目发黄，舌质红，苔黄腻，脉弦数等。

---

45. 肝肾阴虚

熟地山萸肉炖鸭肉

配方：熟地 20g，山萸肉 15g，鸭肉 80g。

制法：将鸭肉洗净切块，同药材一起加水适量放入炖盅内，隔水炖 3 小时，食用。

适应证：肝肾阴虚证。症见头晕目眩，肢体麻木，口燥咽干，失眠多梦，腰膝酸痛，五心烦热，舌质红，少苔，脉弦细等。

---

46. 肝胃阴亏

沙参银耳粥

配方：沙参 10g，银耳 10g，粳米 100g。

制法：加水适量，煮粥食之。

适应证：肝胃阴亏所致胃脘灼痛，或隐痛嘈杂似饥，饥不欲食，口干喜冷饮，五心烦热，夜寐不安，小便黄赤，大便秘结，舌质红少苔，脉细数等。

---

47. 肝郁脾虚

玫瑰佛手山药粥

配方：玫瑰花 10g，佛手 10g，山药 10g，粳米 500g。

制法：同煮为稀粥。每日 2 次，稍温服食。

适应证：肝郁脾虚证。症见食少纳呆，脘腹胀闷，四肢倦怠，肠鸣矢气，胁肋胀痛，舌尖边稍红，舌苔微黄；或舌质淡、舌体稍胖或有齿痕，脉弦等。

48. 肝火上炎

（1）菊花决明粥

配方：菊花 15g，决明子 15g，粳米 100g。

制法：菊花、决明子加水煎煮，取汁去渣，再加入粳米熬粥。每次适量饮用。

适应证：肝火上炎证。症见头晕胀痛，面红目赤，急躁易怒，心烦不眠或多梦，耳鸣，口苦口干，便秘，尿短黄，舌质红苔黄，脉弦数等。

（2）芹菜萝卜汁

配方：西芹 100 克，白萝卜 100 克。

制法：先将西芹和白萝卜洗干净，放入榨汁机中。每次饮用 100 毫升的混合汁即可，每日 1 ~ 2 次。

适应证：肝火上炎证。症见头目胀痛、急躁易怒、腹胀纳差、大便干燥等，伴有高血压者尤宜。

49. 肾气亏虚

补肾糊

配方：枸杞子 10g，核桃仁 10g，黑芝麻 10g。

制法：上述 3 种食材，打成粉，熬成糊状。每日 1 ~ 2 次。

适应证：肾气亏虚证。症见腰膝酸软，气短自汗，倦怠无力，面色晄白，或伴滑精、早泄，小便清长，听力减退，四肢不温，脉细弱等。

50. 肾阳亏虚

炖猪腰

配方： 猪肾 2 个，杜仲 15g，核桃肉 30g。

制法： 先将猪肾切开洗净，与杜仲、核桃一起炖熟后，去杜仲、核桃肉，加入少许食盐食用。

适应证： 肾阳亏虚证。症见腰腿酸痛无力，遇冷加重，得温痛减，面色晄白，手足不温，精神不振，或伴阳痿，泄泻，水肿，舌质淡，脉沉细弱等。

51. 肺气亏虚

参芪炖鸡

配方： 生晒参 5g，黄芪 5g，鸡肉（或乌鸡肉）75g，香菇等辅料及调味品适量。

制法： 鸡肉洗净切块，沸水烫一下捞出，参、芪片洗净，用温水泡至回软。在容器内加入鸡肉、参芪片及浸泡的水、辅料、调味品及适量高汤（或清水），炖至烂熟即可。

适应证： 肺气亏虚证。症见咳喘气短，声音低怯，自汗畏风，易感外邪，气短乏力，面白神疲，舌淡苔白，脉弱等。

52、肺胃气虚

黄芪山药内金饼

配方：面粉 250g，鸡内金 5 ~ 6g，黄芪 10g，炒山药 10g，冰糖适量。

制法：将鸡内金、炒山药研成细粉，并与面粉混合均匀。将黄芪装入纱布袋中入锅，加入冰糖和适量清水，用武火烧沸，再用文火煎煮 20 分钟，将水倒入面粉中和成面团。将该面团做成若干个小面饼，将小面饼用文火烙熟即成。

适应证：肺胃气虚证。症见咳喘无力，痰液清稀，声音低怯，胸脘痞闷，不思饮食，或食不消化，神疲体倦，气短自汗，大便稀烂，唇舌淡白等。

---

53. 肺胃阴虚

滋阴清火饮

配方：鲜百合 100g，鲜藕 60g，鲜芦根 50g。

制法：鲜芦根浸泡 30 分钟，水煎 15 分钟，加鲜藕切片煮 10 分钟，加入百合煮 5 分钟左右即可。

适应证：肺胃阴虚证。症见干咳少痰，胃部隐痛，饥不欲食，形体消瘦，午后潮热，盗汗颧红，或大便干结，小便短少等。

---

54. 肺胃热盛

百合粥

配方：新鲜百合 15g，糯米 50g，冰糖 10g。

制法：将新鲜百合和糯米加水煮粥，调入冰糖食用。

适应证：肺胃热盛证。症见颜面痤疮或有脓疱，口臭口干，尿黄便结，舌质红，苔黄，脉数等。

55. 肺肾气虚

益肺补肾粥

配方：芡实、扁豆、山药、桂圆肉、红枣、莲子、百合各 6g，粳米 150g。

制法：共煮粥服用。每日 1 剂。

适应证：肺肾气虚证。症见胸部满闷，心悸咳嗽，吐清稀白泡沫痰，夜尿频数，唇青面紫，面色晦暗，自汗出，舌质淡苔白，脉沉细或结代等。

56. 肺肾寒凝

鹿茸猪腰姜汤

配方：鹿茸 5g，干姜 5g，猪腰 2 个（去内膜，切碎），枸杞子 5g。

制法：将猪腰放入锅中，小炒至熟，与鹿茸、干姜、枸杞子放入锅内隔水炖熟，调味即成。每星期可食用一两次。

适应证：肺肾寒凝证。症见咳嗽胸痛，腰酸腰痛，大便泄泻，四肢不温，气短，尿频，舌质淡，苔白或紫暗，苔白滑，脉沉弦或紧等。

57. 肺胃湿热

清热祛湿茶

配方： 枇杷叶 10g，赤芍 15g，野菊花 15g，白花蛇舌草 30g。

制法： 水煎，代茶饮。

适应证： 肺胃湿热所致颜面痤疮，胸闷咳喘，脘腹胀满，肢体困重，纳呆腹胀，大便溏泻，舌腻厚苔黄滑等。

---

58. 肺胃寒湿

茯苓饮

配方： 茯苓 30 克，白豆蔻 10g，白果仁 10g（炒去壳），冰糖 5g。

制法： 将茯苓、白果仁用清水武火煮开后，文火煮 20 分钟，加入白豆蔻、冰糖，再煮 5 分钟，去渣取汁，热饮。

适应证： 肺胃寒湿所致胸腹满闷，咳嗽气喘，肢体倦怠，面唇青紫，头身困重，口淡不渴，纳差溏薄，舌淡苔白，边有齿痕，脉濡缓等。

---

59. 气滞血瘀

三花饮

配方： 玫瑰花 5g，红花 3 ~ 5g，绿萼梅 3 ~ 5g。

制法： 先将三花放入凉水浸泡 30 分钟，煮水 15 分钟效佳，或三花适量泡水服用。

适应证： 气滞血瘀证。症见胸闷胸痛，头晕头痛，情志不舒，善叹息，四肢酸疼，舌质紫暗，舌下脉络青紫、紫胀等。

60. 小儿食积

（1）山药内金糊

配方： 炒山药 200 克，鸡内金 50 克。

制法： 共研细粉，加糖适量，每次 1 匙入牛奶或米粥内煮沸。每日早晚各服 1 次。

适应证： 食积，食欲不振，烦躁多啼，夜卧不安，呕吐酸馊食物，大便酸臭或溏薄，苔白厚或黄厚腻，脉弦滑。

（2）鸡肫粉粥

配方： 鸡内金 6 克，陈皮 3 克，砂仁 15 克，粳米 30 克，白糖适量。

制法： 先将前三味药研粉末。加水煮粥，粥成入药末，加白糖食之。

适应证： 小儿消化不良、脾虚胃弱、食积腹胀、呕吐腹泻、苔白厚或黄厚腻，烦躁多啼等。

61. 伤食泄泻

山楂萝卜饮

配方： 生山楂 15 ~ 30 克，白萝卜 250 克。

制法： 生山楂、白萝卜切碎煮汁，频服。

适应证： 伤食泄泻。症见腹痛肠鸣，泻下粪便臭秽，泻后腹痛减轻，伴有脘腹胀满，嗳腐酸臭，食欲不振等，舌苔垢浊或厚腻，脉滑实。

62. 气虚便秘

黄芪苏麻粥

配方：黄芪10克，苏子50克，火麻仁50克，粳米250克。

制法：将黄芪、苏子、火麻仁洗净，烘干，打成细末，倒入200毫升温水，用力搅匀，待粗粒下沉时，取药汁备用。洗净粳米，以药汁煮粥。

适应证：适用于气虚导致的大便秘结，伴见头晕目眩，少气懒言，神疲乏力。

参考文献

[1] 钱静庄 . 月经不调的中医食疗 [J]. 检察风云，2012,(8):17-18.

[2] 吴翠秀 . 前列腺炎的中医食疗 [J]. 东方药膳，2006,(7): 6-7.

[3] 曹建春 . 慢性胆囊炎分三型食疗各不同 [N]. 中国中医药报 ,2013-9-11(6).

[4] 董爱娥 . 女性闭经的辨证食疗药膳 [J]. 药膳食疗，2005,(10):13-14.

[5] 李淑红，崔英兰 . 食疗治失眠 [J]. 中国民间疗法，2010，18（2）:72.

[6] 珊瑚 . 食疗子宫肌瘤 [J]. 健身科学，2009，(3)：48.

[7] 福如海 . 巧用食疗治疗血虚 [J]. 食品与健康，2009,(4):40.

[8] 兰云 . 食疗巧治小儿口疮 [N]. 卫生与生活报，2007-6-4

（8）.

[9] 戴赏 . 腰椎间盘突出症的辨证食疗 [J]. 东方食疗与保健，2006，(12):13.

[10] 毛水泉，丁泳 . 慢性萎缩性胃炎的中医食疗 [J]. 浙江中医药大学学报，2008,32(2):201-202.

[11] 陈鹏跃，韩履祺，蔺素萍 . 肾病综合征中医证型与辨证食疗探析 [J]. 光明中医，2012，27（10）：2142-2144.

[12 朱赓伯 . 胆结石的食疗要点及食疗方 [J]. 东方药膳，2007，(11):10.

[13] 周丹 . 中医食疗对慢性阻塞性肺疾病脾肺气虚型患者营养不良影响的研究 [D]. 杭州：浙江中医药大学 .

[14] 沈绍功 . 沈绍功中医方略论 [M]. 北京：科学出版社，2004.

[15] 沈绍功，沈依功 . 上海沈氏女科全科临证方略 [M]. 北京：中国中医药出版社，2012.

[16] 沈宁 . 沈氏女科六百年养生秘诀 [M]. 北京：中国中医药出版社，2013.